自学脉诊：

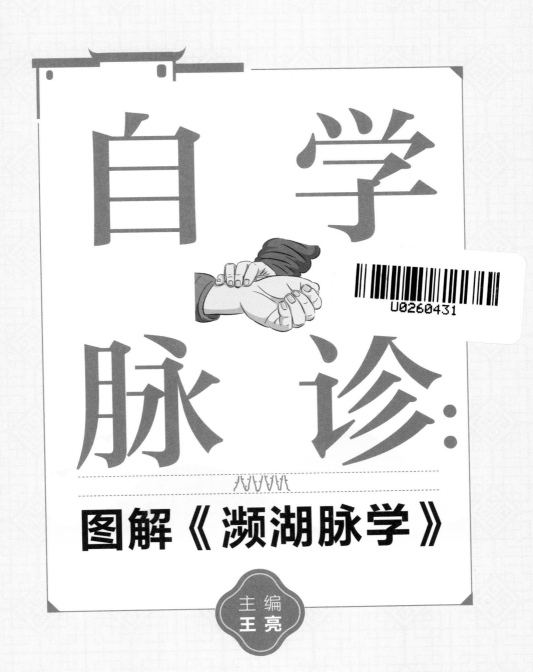

图解《濒湖脉学》

主编
王亮

江苏凤凰科学技术出版社·南京

图书在版编目（CIP）数据

自学脉诊：图解《濒湖脉学》/ 王亮主编 .
南京：江苏凤凰科学技术出版社，2025. 1（2025. 3 重印）.
ISBN 978-7-5713-4615-7
Ⅰ . R241.1-64
中国国家版本馆 CIP 数据核字第 2024AV9749 号

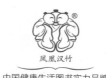

凤凰汉竹

中国健康生活图书实力品牌

自学脉诊：图解《濒湖脉学》

主　　　编	王　亮
全 书 设 计	汉　竹
责 任 编 辑	刘玉锋　赵　呈
特 邀 编 辑	蒋静丽　黄少泉　石　秀
责 任 设 计	蒋佳佳
责 任 校 对	仲　敏
责 任 监 制	刘文洋

出 版 发 行	江苏凤凰科学技术出版社
出版社地址	南京市湖南路 1 号 A 楼，邮编：210009
出版社网址	http://www.pspress.cn
印　　　刷	苏州工业园区美柯乐制版印务有限责任公司

开　　　本	720 mm × 1 000 mm　1/16
印　　　张	12
字　　　数	240 000
版　　　次	2025 年 1 月第 1 版
印　　　次	2025 年 3 月第 2 次印刷

标 准 书 号	ISBN 978-7-5713-4615-7
定　　　价	42.00 元（附赠《四言举要白话解》小册子）

图书如有印装质量问题，可向我社印务部调换。

导 读

　　脉诊是中医诊断疾病和辨证施治的重要依据，是中医四诊法之一，被孙思邈称为"医之大业也"。《濒湖脉学》是明代李时珍撰写的一部中医脉学专著，是学习脉诊的重要参考资料，它以歌诀的形式介绍了 27 种脉象的特点，是一部非常适合脉诊初学者的入门书籍。

　　本书收录了《濒湖脉学》的七言诀，介绍了 28 种病脉（其中，疾脉为后世补充）的体状诗、相类诗以及主病诗，通过脉象图、示意图的方式进行解析，方便初学者理解记忆。另外，本书还增加了一些特殊脉象，如真脏脉、奇经八脉以及妇人脉、小儿脉的内容。

　　本书不仅有理论知识，还将理论付诸实践，对不同体质和常见病采取脉诊和舌诊相结合的方式进行分析，综合诊断，辨证论治，将脉诊很好地应用到临床实践中，对于初学脉诊者具有重要的指导意义。

《濒湖脉学》序

　　李时珍曰：宋有俗子，杜撰《脉诀》，鄙陋纰缪，医学习诵，以为权舆，逮臻颁白，脉理竟昧。戴同父常刊其误，先考月池翁著《四诊发明》八卷，皆精诣奥室，浅学未能窥造。珍因撮粹撷华，僭撰此书，以便习读，为脉指南。世之医病两家，咸以脉为首务，不知脉乃四诊之末，谓之巧者尔。上士欲会其全，非备四诊不可！

　　明·嘉靖甲子上元日，谨书于濒湖遏所

目 录

第一章　初学脉诊，轻松入门

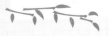

3根手指，巧辨28种病脉

第三章 **特殊脉象，你了解多少**

第四章 切脉辨体质

第五章 看舌诊脉，综合诊断常见病

第一章

初学脉诊，轻松入门

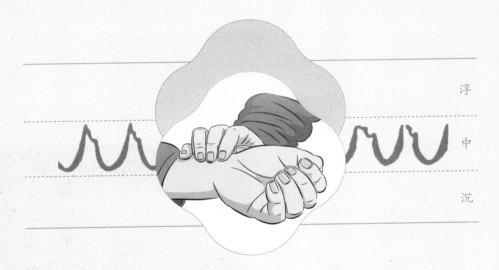

浮

中

沉

　　脉诊在几千年的中医发展史中扮演着非常重要的角色。《濒湖脉学》作为脉诊的大成之作，对于初学脉诊的人来说是非常合适的入门书籍。

　　通过对本章的阅读，读者可以懂得脉诊的原理，学会脉诊的技巧，了解脉诊的注意事项，为学习脉诊打好基础。

中医诊病为什么离不开脉诊

中医治病讲究"望、闻、问、切"，"切"其实就是脉诊。脉诊是通过切、摸寸口的脉象以了解病情的诊断方法。脉象不但可以反映患者身体气血运行和脏腑的情况，还可以根据健康人的平脉来分析患者的病脉，根据病脉来推断和探讨疾病在何经何脏、属寒属热、在表在里、为虚为实以及疾病的进退和预后等，而且脉诊对疾病的辨证分型非常重要。

脉象反映气血运行

气血是维持人体生命活动的基本物质，气血运行并不是抽象的，脉象其实就是气血运行的一种表现形式。

脉象，是指脉搏的快慢、强弱、深浅的情况。脉象的产生，与心脏的搏动、心气的盛衰、脉管的通利和气血的盈亏以及各脏腑的协调作用有关。脉道依赖血液以充盈，因而脉象的大小可以反映血液的盈亏；气属阳，主动，血液的运行全赖于气的推动，脉的壅遏营气有赖于气的固摄，心搏的强弱和节律亦有赖于气的调节。如果脉象细弱或虚弱无力，则说明人体气血不足；脉象细涩而不利，则说明人体气血淤阻；脉象洪大滑数，则说明气盛。

所以中医在诊断疾病时，可以通过观察脉象的异常变化，从而发现身体的健康问题。

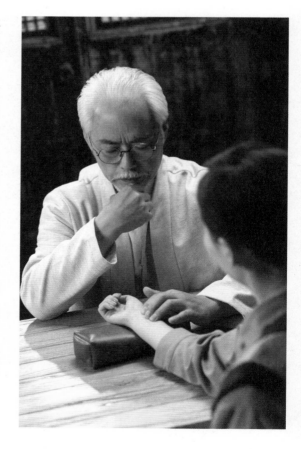

脉象反映脏腑的状况

•心与脉象的关系•

心与脉象关系密切，脉搏是心功能的具体表现，脉搏的跳动与心脏的搏动基本一致。当心气旺盛、血液充盈、心阴和心阳协调时，心脏的功能一切正常，搏动节奏和谐而有力，脉搏也会表现为从容和缓且均匀有力。反之，脉搏会出现过大或过小、过强或过弱、过速或过迟等变化。所以，一些心脏问题可以通过诊脉诊断出来。

•肺与脉象的关系•

肺与脉象的关系也比较密切，因为肺的呼吸运动是主宰脉搏跳动的重要因素。一般情况下，呼吸平缓，则脉象徐和；呼吸加快，脉象亦随之急促。因而前人亦将脉搏称为"脉息"，并有"肺朝百脉"的说法。

•肝与脉象的关系•

肝与脉象的关系体现在肝的生理功能上。肝藏血，可以调节血量。肝主疏泄，可使气血调畅，经脉通利。如果肝出现问题，会影响到气血的运行，从而引起脉象的变化。

•脾胃与脉象的关系•

脾胃与脉象的关系体现在脉中胃气的多少。脉有胃气为平脉，也就是健康人的脉。胃气少为病脉，无胃气为死脉。所以临床上根据胃气的盛衰来判断疾病预后。

•肾与脉象的关系•

肾与脉象的关系体现在肾的生理功能上。肾气充盈则脉搏重按不绝，尺脉有力，称之为"有根脉"。若肾气不足，精血衰竭，重按不应指，称之为"无根脉"，也就是"真脏脉"，提示阴阳离散，病情危笃。

脉学的起源与发展

脉诊的发展历史也是人类与疾病作斗争的漫长历史。据考证，我国在公元前5世纪前后，就已经开始广泛应用脉诊来诊察疾病，但由于历史久远，到底谁是创始者就不得而知了。脉诊的发展离不开历代医家的潜心研究和临床实践，并逐渐形成了一套比较系统的理论供后世学习。

脉学的先行者：扁鹊

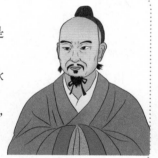

扁鹊，原名秦越人，为先秦时期著名的医学家，是脉学的先行者。从西汉《史记》中可以找到相关的记载：扁鹊救虢太子，以三部九候法诊断病情，后世便认为脉诊是由扁鹊倡导的。扁鹊以"诊脉"的专长闻名于世，因此司马迁在《史记》中有"至今天下言脉者，由扁鹊也"的赞誉。

脉学的老先知：医缓

医缓，春秋时期秦国的名医。据《左传》记载，秦桓公派医缓到晋国，为晋景公治病。医缓在诊断后，直言不讳地对晋景公说："疾不可为也。"这是因为病情已严重到"在肓之上，膏之下"的末期，灸不能用，针达不到，药物的力量也达不到了，不能治了。这也是成语"病入膏肓"的由来。

医缓为何这么确定晋景公已经病入膏肓？据推断，医缓在诊断时，不仅运用了"望、闻、问"三诊，可能还配合了脉诊，所以才敢冒死在国君面前得出这么大胆的结论。当然，这也说明脉诊在诊断上所起到的重要作用。

脉学的奠基石：《黄帝内经》

　　《黄帝内经》是我国现存最早的古代医学典籍，包括《灵枢》和《素问》两部分。

　　在其《素问·三部九候论》中，首先确立了"三部九候诊法"的诊脉方法。对于脉学理论与脉象的临床运用，在《素问·脉要精微论》《素问·平人气象论》《素问·玉机真脏论》《素问·三部九候论》《素问·经脉别论》《素问·通评虚实论》《素问·大奇论》等篇中均有详细的阐述。

脉学的革命家：《难经》

　　《难经》的成书年代晚于《黄帝内经》，是在《黄帝内经》的基础上，以问答的方式来阐述《灵枢》和《素问》的精华。

　　《难经》的主要特色是提出了"三部九候法"崭新的论点，首次提出了"脉诊独取寸口"的方法。

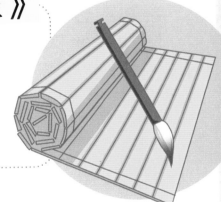

脉学的实行家：《伤寒杂病论》

　　《伤寒杂病论》是东汉末年张仲景所作。《伤寒杂病论》继承了《黄帝内经》与《难经》的理论基础，将诊脉法应用于临床诊断上，创立了"辨证论治"的治疗法则，其中《平脉法》与《辨脉法》两篇，详细论述了脉学的临床应用。

　　《伤寒杂病论》在诊治外感内伤杂病时，其处方用药的法则皆以脉象的变化来作为辨证的基础。该书除了以约1/3的条文记载脉学的内容外，还将脉象分为阴阳两类，以此来诊断疾病的进退与顺逆。如《伤寒论·辨脉法》曰："凡脉大、浮、数、动、滑，此名阳也；脉沉、涩、弱、弦、微，此名阴也。"

脉学的大一统：《脉经》

　　《脉经》是汉末至西晋由王叔和所撰，是中医史上第一部脉学专著。

　　《脉经》首先确立了"浮、芤、洪、滑、数、促、弦、紧、沉、伏、革、实、微、涩、细、软、弱、虚、散、缓、迟、结、代、动"24种脉象的名称，并且描述了各个脉象的脉形与相似脉象的鉴别。

　　《脉经》所提出的24种脉象，除了软脉改名为濡脉，其余的脉象全部被后世医家沿用至今。

脉学之歌：《脉诀》

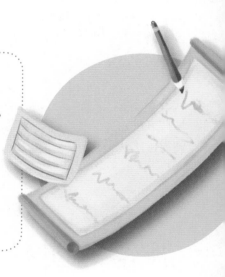

　　《脉诀》相传是六朝人高阳生托名王叔和所撰，也有版本叫作《王叔和脉诀》，是以《脉经》为底本，将难懂的理论以歌诀的形式呈现，是第一部以歌诀方式阐述脉学的医书。

　　《脉诀》共有歌诀200余首，由于文字通俗易懂，便于诵读记忆，因此深受初学者欢迎，对于后世脉学的普及有很大的帮助。

脉学的集大成者：《濒湖脉学》

　　《濒湖脉学》为明朝李时珍所撰，《濒湖脉学》延续了《脉经》的理论基础，总结了明朝之前历代脉学的经验而写成。全书以歌诀体裁编写，比喻生动，易于记诵，比较全面地叙述了脉诊的有关内容，是一部较好的启蒙性、普及性脉学专著。《濒湖脉学》虽然篇幅不多，但在中医脉学发展史上有着重要的地位，已经成为学习脉学的必读著作。

李时珍与《濒湖脉学》

　　明代李时珍在吸取前人经验的基础上，创作了《濒湖脉学》，将脉学推到了新的高峰。

　　李时珍（1518—1593年），字东璧，晚号濒湖山人，蕲州（今湖北蕲春县）人。祖父为铃医，父亲李言闻，为当地名医。李时珍幼年身体羸弱，少年时开始阅读医籍并随父诊病抄方。十四岁中秀才，二十三岁以后放弃科举决心从医。李时珍最大的成就是从34岁起，积27年之功，完成了巨著《本草纲目》。

　　《濒湖脉学》也是李时珍的力作，撰于1564年，他继承了正统的脉学，博采历代各家之长，对经义大加发挥，他指出，切脉独取寸口，以此候五脏之气，而不是切按五脏六腑经脉之体，阐发透辟。他在《脉经》24脉的基础上，又增述了3种脉，使得中医脉象增至27种。

　　李时珍以阴阳属性来分类脉象，将27脉分为四大类，即阳脉、阴脉、阳中阴脉和阴中阳脉，其分类的依据与脉象本身的特征和其所主证候的性质（表里、寒热、虚实、阴阳）有关。

　　《濒湖脉学》全书采用歌赋体形式，分为《七言诀》和《四言诀》两部分。《七言诀》为李时珍亲自撰写，分别叙述浮、沉、迟、数、滑、涩、虚、实等27种脉象。每种脉象都以固定格式加以阐释，然后以七言歌诀的形式分列体状诗、相类诗、主病诗和分部诗。《四言诀》为李时珍父亲李言闻根据宋代崔嘉彦所撰《脉诀》删补而成，综述脉理、脉法、五脏平脉、杂病脉象及真脏绝脉等。全书内容切合临床实际，易于记诵，流传甚广，为初学中医者学习脉法之阶梯。

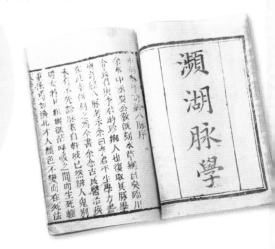

中医诊脉诊什么

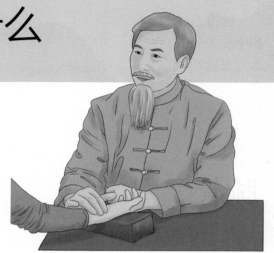

看过中医的人都知道，医生会给患者把脉，所以诊脉这个动作对于我们并不陌生，但是诊脉诊的是什么，一般人可能就不太了解了。其实诊脉就是诊察脉象，而脉象可以从以下几方面来体察。

脉位的深浅

脉位就是脉搏跳动部位的深浅。不同性质的病症，其脉象显现的部位就有深浅的不同。脉位分浮和沉，浅显于皮下者为浮脉，深沉于筋骨者为沉脉。

脉力的强弱

脉力指脉象搏动时应指力量的大小。一般而言，实证患者的脉力多强而有力，虚证患者的脉力多弱而无力。同时，脉力的强弱还与体质、年龄、职业、性别等有关系，如体质健壮者脉力就强，体质差者脉力就弱，而男性较女性的脉力强，应指有力。

脉形的粗细

脉形的粗细也就是脉宽。它受到脉体宽窄、血管粗细、血管充盈状况的影响。脉体宽大而粗者，是邪气盛实、正气不衰之实证脉象；脉体窄而细者，是久病虚损、气血双亏之虚证脉象。

脉形的长短

脉长也就是脉形的长短，指脉动应指轴向范围的长短。脉动范围超越寸、关、尺三部的是长脉；应指不及三部的为短脉。

脉搏的频率

脉搏的频率就是至数，是影响脉象的重要因素。正常成人一息脉来四五至为平脉，一息五至以上为数脉，一息不足四至为迟脉。

脉搏的节律

正常的脉象是均匀的，从容而有节律，而脉象搏动的节律均匀，来自心脏均匀有节律的跳动和脉内气血均匀有节律的运行。

若脏器衰微，气血亏损，或痰湿瘀血、寒痰凝滞，都可能导致气血运行不畅，进而出现脉律失常、不均匀的脉象特征，如促脉、结脉等。

脉管的紧张度

脉管的紧张度是针对血管壁的弹性而言，主要体现在脉长、脉力和指下搏动变化情况，如弦脉、紧脉、革脉等，是脉管紧张度较高造成的。

脉搏的流利度

脉搏的流利度指脉象应指时往来的流利通畅程度，主要取决于气血运行的状况。一般身体健康、阴阳调和、气血充足，脉内的气血运行就滑利畅通，脉象应指时就往来流利。

脉象是全身功能状态的综合反映，它携带了多种功能活动信息情况。所以，无论是单脉或是复合脉，都应从以上几方面来进行细心体察，分析产生相应脉象特征的主要因素，从而探究病机，做出符合客观实际的诊断。

自学诊脉有方法

　　诊脉是一种技艺，是一种需要下硬功夫的诊察技能。这就如同弹钢琴、拉小提琴、绘国画一样，没有正规的指法、弓法、各种运笔方法，甚至连握弓或握笔的姿势都不对，却想在弹琴、拉琴或绘画方面达到很高的艺术造诣，这是不可能的。所以对于想掌握脉诊技法的初学者来说，一定要了解并掌握脉诊的一些操作规范和技法，并不断反复实践练习，才有可能熟练运用这种技能。

选择合适的脉枕

　　脉枕要柔软，具有一定弹性，脉枕外包布类织物或皮革，脉枕填充物可用木棉、弹力棉或羊绒。脉枕的形状为长方体，长度约 15 厘米，宽度约 10 厘米，高度约 5 厘米，适合一般成人置腕候脉。

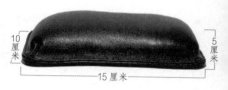

注意诊脉时的体位

患者体位 诊脉时患者应取正坐位或仰卧位，正坐位时，身体不要倾斜或扭转，手足、臂、躯干与腿应比较舒展。患者前臂自然向前

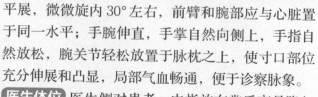

平展，微微旋内 30° 左右，前臂和腕部应与心脏置于同一水平；手腕伸直，手掌自然向侧上，手指自然放松，腕关节轻松放置于脉枕之上，使寸口部位充分伸展和凸显，局部气血畅通，便于诊察脉象。
医生体位 医生侧对患者。中指放在掌后高骨隆起处，即关部，然后将食指和无名指自然分布在寸部和尺部即可。

诊脉时要平息

　　医者在诊脉时注意调匀自己的呼吸，即所谓"平息"。一方面，要保持呼吸调匀，清心宁神，可以根据自己的呼吸计算患者的脉搏至数；另一方面，平息有利于思想集中，可以仔细地体察与辨别脉象。患者亦需平息，特别是一些比较烦躁、话较多的患者，必须待其平心静气后，再行候脉。候脉时患者不宜讲话。

注意诊脉的时间

　　每次诊脉，每只手的诊脉时间一般不应少于1分钟，两手以3分钟左右为宜。难以在短时间候准的脉象，时间应延长。诊脉时需注意每次诊脉的时间应在五十动以上，即在指下感觉脉搏的跳动不少于50次，一则有利于仔细辨别脉象变化，再则切脉时初按和久按的指感有可能不同，且以稍久按的指感更为清晰可靠。所以切脉的时间要适当长一些。

　　至于一日之中何时诊脉为最佳，《内经》认为清晨是诊脉的最佳时间，《素问·脉要精微论》曰："诊法常以平旦，阴气未动，阳气未散，饮食未进，经脉未盛，络脉调匀，气血未乱，故乃可诊有过之脉。"然而，能于清晨就诊的患者很少，医者在清晨能为患者诊视者就更少。为此，诊脉的时间不能拘泥于清晨这个时辰。如果自学脉诊，可以选择清晨，这也是自己在家诊脉的优势。

诊脉的位置有讲究

　　诊脉部位现在采用较多的是寸口诊法。寸口包括寸、关、尺三部，通常以腕后高骨（桡骨茎突）为标记，与之对应的手腕内侧就是关部；关部靠近手掌的一侧为关前，即寸部；关部靠近肘部的一侧为关后，即尺部。

　　关于寸、关、尺三部所候脏腑，现在临床一般根据《黄帝内经》中"上竞上""下竞下"的原则来划分，即上（寸部）候上（身躯上部），下（尺脉）候下（身躯下部）。具体划分方法为：左寸候心，右寸候肺，并统括胸以上及头部的疾病；左关候肝胆，右关候脾胃，并统括膈以下至脐以上部位的疾病；两尺候肾，并包括脐以下至足部的疾病。此外，寸、关、尺各部还可施行浮、中、沉三候，需要进行分析比较才能得出准确的脉象，并结合四诊中其他诊法，为临床诊断提供参考。

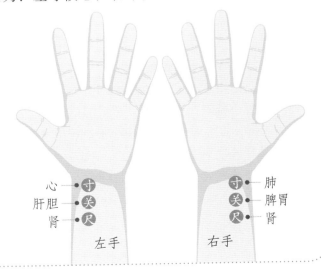

心—寸　肝胆—关　肾—尺　左手

寸—肺　关—脾胃　尺—肾　右手

诊脉时常用的指法

指法是指医生诊脉的具体操作方法。正确而规范地运用指法，可以获得丰富而准确的病理信息。诊脉指法主要包括选指、布指和运指三部分。

选指

医生当用左手或右手的食指、中指和无名指三个手指的指目候脉，指目是指尖和指腹交界棱起之处，是手指触觉较灵敏的部位。诊脉者的手指指端要平齐，即医者将三指置放于寸口脉管处时，三指的指目应处于同一水平，且三指顺着患者脉管纵向排成一条直线；手指略呈弓形，与受诊者体表呈45°～60°为宜，这样的角度可以使指目紧贴于脉搏搏动处（脉脊）。

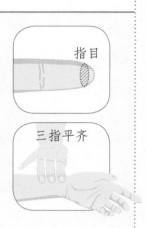

指目

三指平齐

布指

诊脉布指分两步操作。

第一步先中指定关，然后分别布食指与无名指于寸部和尺部之上。所谓中指定关，其实是先尽量选准每个患者关脉的具体位置，然后再布中指于关部脉之上而完成"定关"。

第二步是布食指与无名指。即医生定好关后，然后将同一手的食指指目放在关前（腕侧）定寸，无名指按在关后（肘侧）定尺。

在布食指和无名指的时候，要注意三指的疏密要与患者手臂长短及医生手指粗细相适应，如果患者的手臂长或医者手指较细者，布指宜疏，反之宜密。定寸时可选取太渊穴所在位置（腕横纹上），定尺时可参考寸到关的同等距离来确定关到尺的长度，以明确尺的位置。所以寸关尺不要局限于某一个点，而是一小段脉管的范围。

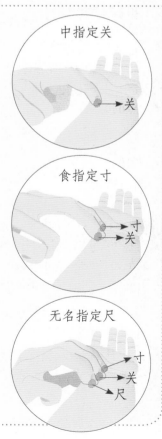

中指定关

关

食指定寸

寸
关

无名指定尺

寸
关
尺

运指

在临床诊脉时，医生运用指力必须注意力度的轻重和力度的变化，必要时指目还必须在原位上进行小范围的挪移，甚至布指的位置还必须适当变化以体察各种脉象。常用的指法有举、按、寻、循、总按和单诊等。

举法 指医生用较轻的指力候脉的方法。所谓"用力较轻"，是说医生轻轻自然地把三个手指放在寸口脉的寸关尺部位，用触摸皮肤的力度接触到脉搏，这个力度叫举法。亦称"浮取"或"轻取"。

按法 指医生用较重指力候脉的方法，所谓"用力较重"，是说医生按到指下明显有抵触感（脉下肌肉抵触）时，即已按到位了。此法又称"沉取"或"重取"。

寻法 指力与位置均介于浮取和沉取中间的候脉方法。手指用力不轻不重，按至肌肉，并调节适当指力。一般也称为"中取"。严格的"寻法"是指切脉时用指力度应为：轻—中—重，或重—中—轻，或加上左右推寻，反复寻找脉动最明显的部位。找到后，即在此处静静地细候其脉，直到最后体验真切究属何种脉象为止的全过程。

循法 指切脉时三指沿寸口脉长轴循寻，诊察脉之长短，比较寸关尺三部脉象特点的方法。此法一般是在操作"寻法"时采用。

总按 即三指同时用力诊脉的方法。以便从总体上辨别寸关尺三部和左右两手脉象的形态、脉位的浮沉等。总按时一般指力均匀（即三指用同等力度按脉），但在特殊情况下亦有三指用力不一致的情况。

单诊 即用一个手指诊察寸、关、尺三部中其中一部脉象的方法。此法主要用于分别感受寸、关、尺各部的脉象。一般单独采用食指候寸脉、中指候关脉、无名指候尺脉。另外，半岁以内小儿的脉诊，亦常采用单指诊法加循法以候寸关尺三部脉。

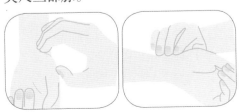
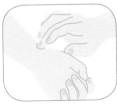
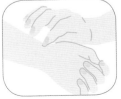

总按　　　　　　　　　　　　　单按

诊脉的注意事项

　　诊脉虽然很方便，不受时间、空间、环境的限制，但有些情况也会影响脉诊的准确性，那么，诊脉时有哪些注意事项呢？

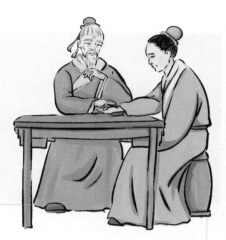

医生注意事项

◉ 医者必须全神贯注，仔细按触，每次诊脉时间应大于 50 秒，但不可过久按触。

◉ 必须要注意内外因素对脉象的影响。如小儿脉较成人脉软且速率快；胖人的脉比瘦人的脉要沉；女性脉比男性略快；脉应四时而变，表现为春弦、夏洪、秋浮、冬沉。

◉ 有些人因为生理结构不同，触按的部位也可能较常人有所差异。

患者注意事项

◉ 患者在接受诊脉前，应休息片刻，调匀呼吸，安定情绪，放松身心。

◉ 人在大悲大喜的情绪下切脉，会极大降低准确度。因此要选择心情平和的时候诊脉。

◉ 诊脉时手腕不要佩戴手表或者饰物。因为首饰会在一定程度上影响血流，使得诊脉发生偏差。首饰还会遮挡住尺部或寸部，使得诊脉部位遗漏。

◉ 诊脉过程中，不论坐姿或者卧姿，寸口应与心脏在同一水平位置上。若把脉时，寸口在心脏位置以上或以下，则会由于高度差，造成脉流压力偏大或偏小，会对脉象产生影响。

第二章

3根手指，
巧辨 28 种病脉

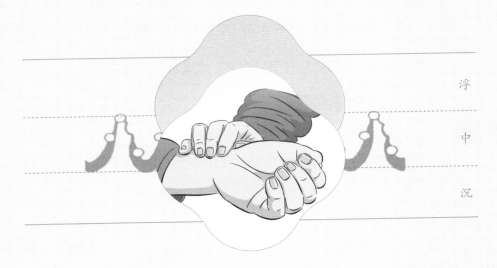

浮

中

沉

　　学习脉诊，离不开对脉象的了解。近代临床常用的病脉脉象共有 28 种，《濒湖脉学》中载有 27 种，另有 1 种是疾脉，为后人补充。对于不同的脉象，《濒湖脉学》以歌诀体裁编写有体状诗、相类诗和主病诗三部分。本章将这 28 种脉象分为 6 类，以帮助初学者归纳总结，并对简要的歌诀原文进行解析，配以精美的插图，让脉诊的学习更加有趣和直观。

正常的脉象

　　正常的脉象也称"平脉""常脉"，是指健康人一般生理条件下出现的脉象。平脉不是固定不变的，它有自己的变化规律和范围。

　　正常脉搏的脉象特征是寸、关、尺三部皆有脉，不浮不沉，不快不慢，不大不小，1息4~5至，相当于脉搏跳动70~80次/分钟，从容和缓，节律一致，尺部沉取有一定的力量，并受生理活动、气候、季节和环境等影响而有相应变化。

　　正常脉象的特点可以概括为"有胃""有神""有根"。

有胃

　　有胃即脉有胃气。脉之胃气，主要反映脾胃运化功能的盛衰、营养状况的优劣和能量的储备状况。诊脉时，脉有胃气的表现是指下有从容、徐和、软滑的感觉。脉象不浮不沉，不疾不徐，来去从容，节律一致，称为"有胃气"。胃气在四时会有细微变化，一般来说，胃气在春季微弦、夏季微洪、秋季微浮、冬季微沉。脉应四时而动这一表现提示了人体胃气充盈，同时因为脉的弦、洪、浮、沉是五脏之气感受四时变化的表现，又表明胃气是五脏之气的综合表现。

　　一般来说，一些小的健康问题，诊脉时是有胃气的；如果胃气消失，说明身体出现了严重的健康问题，要及时就医治疗。

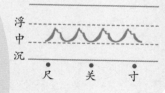

正常脉象图

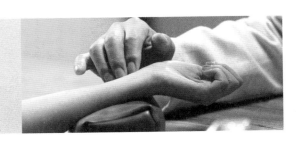

有神

脉象贵在有神。有神表现为应指柔和有力，节律整齐。即使是微弱之脉，也不至于散乱而完全无力；弦实之脉，仍带柔和之象，皆属脉有神气。反之，脉来散乱，时大时小，时急时徐，时断时续，或弦实过硬，或微弱欲无，都是无神的脉象。"有胃"和"有神"一般相辅相成，也就是"胃气即神"。

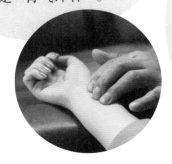

有根

有根即脉有根基。脉之有根无根主要说明肾气的盛衰。诊脉的时候，主要表现为尺脉有力、沉取不绝两个方面。因为尺脉候肾，沉取候肾，尺脉沉取应指有力，就是有根的脉象。若病情严重，但是尺脉沉取尚可摸到，则为肾气不绝，尚有生机；相反，若尺脉沉取不应，说明肾气已败，病情危笃。

　　总之，脉贵有胃、有神、有根，是从不同侧面强调正常脉象的必备条件。胃、神、根三者是三位一体、相互补充且不能截然分开的，有胃必然有神、有根，即不论是何种脉象，只要节律整齐，有力中不失柔和，和缓中不失有力，尺部沉取应指有力，就是有胃、有神、有根的表现，说明脾、心、肾等脏腑功能不衰，气血精神未绝，虽病而尚轻浅，正气未伤，预后良好。

浮脉类

举之有余，按之不足

浮脉——如水漂木

浮脉，举之有余，按之不足（《脉经》）。如微风吹鸟背上毛，厌厌聂聂（轻泛貌），如循榆荚（《素问》）。如水漂木（崔氏）。如捻葱叶（黎氏）。

——《濒湖脉学》

浮脉的脉象解析

体状诗

原文

浮脉惟从肉上行，如循榆荚似毛轻。
三秋得令知无恙，久病逢之却可惊。

浮脉 脉位浅，脉管紧贴在皮肤表皮下，轻按皮肤就能明显触及，稍微一用力就可以感觉到脉管的存在。浮脉一般主表证。

浮脉惟从肉上行

【解析】诗中的"肉"其实就是肌肉，是说手刚搭脉上就能明显触及浮脉。浮脉的位置大致有两种情况：一种是脉管紧贴在皮肤表皮下，用手指轻轻接触到皮肤，稍微一用力就可以感觉到脉管的存在；一种

是脉管部分浮在皮肤表面之上，用眼睛就能看到。

如循榆荚似毛轻

【解析】浮脉摸上去像摸榆钱，又像摸小鸟身上的毛，感觉很轻。如果榆钱和小鸟的羽毛都没摸过，可以根据"如水漂木"这句话来体会。浮脉的脉象，如同一根木头漂在水上，轻轻一搭就能摸到，用力下压就感觉不到了。

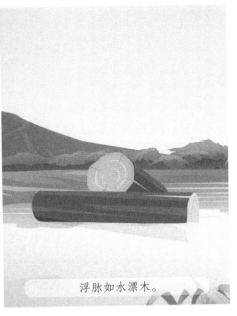

浮脉如水漂木。

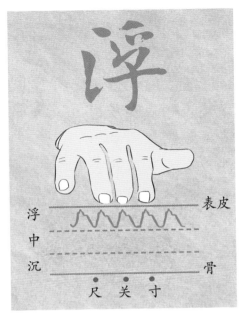

浮中沉

浮脉

表皮

骨

尺 关 寸

三秋得令知无恙

【解析】如果在秋天摸到浮脉，则表明身体健康。一般来说，冬天是摸不到浮脉的，如果冬天摸到了浮脉，多是平时不注重养生，把身体里的阳气逼出来了。这是不正常的，需要注意身体的健康问题。

久病逢之却可惊

【解析】一般久病之人的脉象应该表现为弱脉或沉脉。如果久病之人出现了浮脉，就要引起重视。

浮脉轻取明显，
重按稍减而不空。

相类诗

浮如木在水中浮，
浮大中空乃是芤。
拍拍而浮是洪脉，
来时虽盛去悠悠。
浮脉轻平似捻葱，
虚来迟大豁然空。
浮而柔细方为濡，
散似杨花无定踪。

相似脉特点

浮脉 ▽
举之泛泛

芤脉 ▽
浮大中空

洪脉 ▽
来盛去衰

濡脉 ▽
浮而细软

散脉 ▽
浮而无根

【解析】浮脉就像漂在水上的木头一样，浮脉兼见脉体宽大，重按中间空虚的是芤脉。浮脉兼见来盛去衰的是洪脉。脉来迟缓，按之空豁无力的是虚脉。浮脉兼有细软之象则是濡脉。脉浮兼散漫无根，似杨花一样飘浮不定的是散脉。

浮脉的病症诊断

主病诗

原文

浮脉为阳表病居，
迟风数热紧寒拘。
浮而有力多风热，
无力而浮是血虚。
寸浮头痛眩生风，
或有风痰聚在胸。
关上土衰兼木旺，
尺中溲便不流通。

解析

　　浮脉是人体阳气亢奋的征象，多主表证。浮脉兼见迟缓多为风邪侵袭人体，浮而兼数多为风热，浮而兼紧多为风寒。脉浮而有力多为外感风热，脉浮而无力则为血虚的里证。

　　诊脉分寸、关、尺三部，可分别诊察上、中、下三焦的病变。寸部见浮脉多主上焦病变，可见头痛、目眩，或者是风热痰浊聚积在胸膈的疾病。关部见浮脉多主中焦病变，可见木旺乘土，即肝旺脾虚等证。尺部脉多主下焦病变，若见浮脉可见大小便不利等疾病。

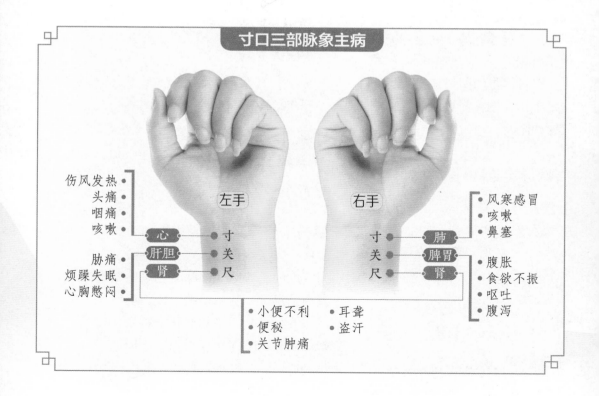

寸口三部脉象主病

左手

右手

伤风发热
头痛
咽痛
咳嗽

心　寸
肝胆　关
肾　尺

胁痛
烦躁失眠
心胸憋闷

寸　肺
关　脾胃
尺　肾

风寒感冒
咳嗽
鼻塞

腹胀
食欲不振
呕吐
腹泻

小便不利　耳聋
便秘　盗汗
关节肿痛

浮脉典型症状

脉象▶左手寸脉浮
病因▶外感风热

▼ **症状表现**

① 会有发热、头痛、眼花、咽喉肿痛等症状出现。
② 胸闷、咳嗽，咳出来的痰是黄色的。

脉象▶右手寸脉浮
病因▶风寒伤肺

▼ **症状表现**

① 可见头痛、全身肌肉痛的症状。
② 若出现感冒，多为风寒感冒，会出现鼻塞、流清鼻涕等症状。
③ 咳嗽吐痰，痰液多为白色。

脉象▶左手关脉浮
病因▶肝胆火旺

▼ **症状表现**

① 腹胀、口苦、咽干、眩晕目赤等一系列肝火旺的表现。
② 胁肋部位可能会有较严重的疼痛，且疼痛部位经常变化，间歇性好转。一般打嗝后，疼痛会缓解。
③ 有胸闷、嗳气的表现，经常因烦躁而失眠。

脉象▶右手关脉浮
病因▶肝旺脾虚

▼ **症状表现**

① 食欲不振，不想吃饭。
② 身体倦怠乏力，总想躺着，有时候出现面目浮肿。
③ 会有打嗝、腹部胀闷的感觉，胃局部有灼烧感，严重者会出现恶心、呕吐的情况，一般多见吐酸水。
④ 还会有腹泻、腹痛、怕冷的症状。

脉象▶左右手尺脉浮
病因▶下焦风热

▼ **症状表现**

① 小便不利，会有尿频、尿痛、淋漓不尽的情况。
② 耳聋、盗汗、腰痛、下肢肿痛。
③ 大便秘结难通，伴有腹胀腹痛。

充实有力

洪脉——来盛去衰

洪脉，指下极大（《脉经》）。来盛去衰（《素问》）。来大去长（《通真子》）。

——《濒湖脉学》

洪脉的脉象解析

原文

体状诗

脉来洪盛去还衰，满指滔滔应夏时。
若在春秋冬月分，升阳散火莫狐疑。

洪脉 脉位浅表，脉搏粗大有力，轻按可得，重按反而力量稍减，脉来时有浮、强、大的特点，犹如波峰高大陡峭的波涛，脉去时犹如落下的波涛。洪脉多主阳热亢盛、阴血虚少的病变。

间才会消失，所以被称作"去衰"。洪脉摸起来还有一个特点，它的脉位表浅，脉搏粗大有力，轻轻按压即可取得脉象，用力重按反而应指力量稍减，气势衰退。

脉来洪盛去还衰

【解析】洪脉在手指下的感觉是非常粗大的。脉搏跳动的时候气势洪大而且充实，脉搏消退的时候则是慢慢减弱的，要经过很长一段时

满指滔滔应夏时

【解析】触到洪脉时，给人一种非常盛大的感觉。洪脉在季节上和夏天是相应的，因为阳气旺于夏，人亦应之，阳气充盛，血运有力，故可见洪脉。

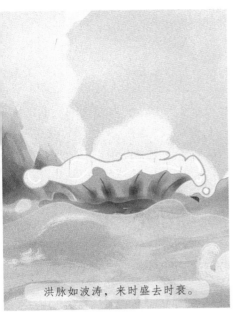

洪脉如波涛，来时盛去时衰。

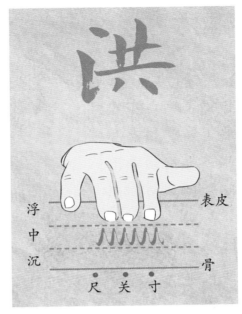

若在春秋冬月分，升阳散火莫狐疑

【解析】洪脉本来应该见于夏季，若在其他季节出现洪脉，有可能是阳气闭郁于内的火热证，故应即刻采用辛凉清解、升阳散火之法。

但是对于这句话，还有一种解析：升阳散火所治之洪脉，是饮食劳倦伤脾导致脾气下陷，阳气不得升发，阴火内炽上乘而出现的洪脉。治疗时应以辛甘之药健脾，使脾之清阳升发，上乘之

贼火才能敛降。若误以为实热，妄施寒凉，伤害脾胃，元气更伤，阴火愈炽，必以甘温除之。

相类诗

洪脉来时拍拍然，
去衰来盛似波澜。
欲知实脉参差处，
举按弦长幅幅坚。

【解析】洪脉的搏动，在指下一来一往很有劲，就像壮阔的波澜一般，极其阔大。洪脉与实脉有差别，实脉无论轻举或重按都有弦长而坚硬的感觉。

相似脉特点

实脉▽
举按都充实有力

洪脉▽
轻按可得，重按稍减

洪脉极大，脉形如波涛般汹涌，来盛去衰。

洪脉的病症诊断

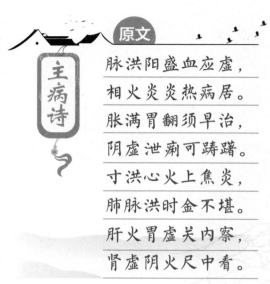

主病诗

脉洪阳盛血应虚，
相火炎炎热病居。
胀满胃翻须早治，
阴虚泄痢可踌躇。
寸洪心火上焦炎，
肺脉洪时金不堪。
肝火胃虚关内察，
肾虚阴火尺中看。

解析

　　洪脉主阳热亢盛、阴血亏虚的病变，尤其心火上炎，多见洪脉。如果胃热郁盛，胀满反胃而见脉洪的，多属实证，当及时清泻胃热。如果泄泻或下痢，反见洪脉的，这是阴津大伤、阳热犹亢的虚证，急宜养阴以清热。虚证、实证之间尤其要慎重考虑。

　　左手寸部脉洪是心火上炎，右手寸部脉洪是肺火炽盛。如果是肝火旺盛、脾胃津伤，两手关部多见洪脉。如果是肾精亏损，阴火不能潜藏时，两手尺部多见洪脉。

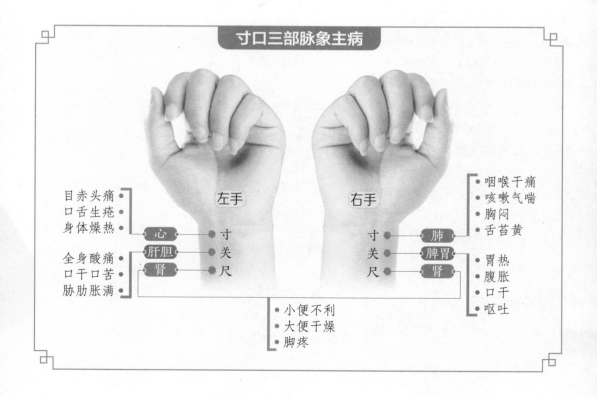

寸口三部脉象主病

目赤头痛
口舌生疮
身体燥热
　　心　寸

全身酸痛
口干口苦
胁肋胀满
　　肝胆　关
　　肾　尺

左手

右手

寸　肺
关　脾胃
尺　肾

咽喉干痛
咳嗽气喘
胸闷
舌苔黄

胃热
腹胀
口干
呕吐

小便不利
大便干燥
脚疼

洪脉典型症状

脉象▸左手寸脉洪
病因▸心火上炎

▼ **症状表现**

① 若是处于夏季，可能是因为不注意防护，出现了中暑的症状。
② 经常觉得心情特别烦躁，眼睛发红，舌头容易长疱。
③ 感觉身上特别热，头痛，四肢沉重、乏力。

脉象▸右手寸脉洪
病因▸肺火炽盛

▼ **症状表现**

① 若是处于比较燥热的季节，可能是因穿衣过厚或饮食不节制导致胃热犯肺。
② 胸口会有发闷的感觉，呼吸也不太顺畅，有呼吸急促的症状出现。
③ 鼻涕、唾液黏稠，严重者咽部有疼痛感。

脉象▸左手关脉洪
病因▸肝火过旺

▼ **症状表现**

① 经常觉得口腔里比较干，还有苦味，喜欢喝冷水。
② 胁肋有胀满、闷胀的不适感。
③ 四肢发热，全身酸痛。

脉象▸右手关脉洪
病因▸胃中积热

▼ **症状表现**

① 胃中感觉灼热，容易吐酸水。
② 会有呕吐、呃逆的情况。
③ 经常口干，有时候还会腹胀。

脉象▸左右手尺脉洪
病因▸肾精亏虚
**　　　阴火旺盛**

▼ **症状表现**

① 小便可见排尿不畅、尿不尽的症状，严重者会见血尿。
② 大便可见排便时间延长、排便困难的症状。
③ 有的人还会脚疼。

濡脉——如帛浮水

濡脉，极软而浮细，如帛在水中，轻手相得，按之无有（《脉经》），如水上浮沤。

——《濒湖脉学》

濡脉的脉象解析

原文

体状诗

濡形浮细按须轻，水面浮绵力不禁。
病后产中犹有药，平人若见是无根。

濡脉 脉象的特点是脉形细、脉体软、脉位浮。濡脉多主虚证。若湿邪阻压脉道，亦可见濡脉。

濡形浮细按须轻

【解析】濡脉的形状是比较细的，宽度相对于其他脉来说是比较窄的，并且濡脉脉位比较浅。濡脉的脉象浮而兼细，诊断的时候切不可用大力，要轻轻搭上去，仔细感受才可以触及。

水面浮绵力不禁

【解析】濡脉摸起来感觉就像把绵帛放在水面上。绵帛在水面不会沉下去，而且轻轻用力还会有绵帛柔软的感觉。但是一旦力气用得大了，绵帛就会浸入水里，反而摸不到了。所以诊濡脉的时候用力要小。

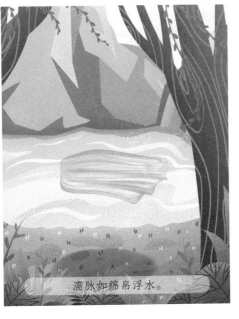

濡脉如绵帛浮水。

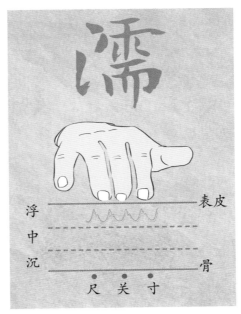

病后产中犹有药

【解析】如果是病后、术后或者是产后诊到了濡脉，这表明身体所损失的气血还没有恢复正常。但是因为病证相合，这种情况是可以逐渐恢复的。

平人若见是无根

【解析】轻取和重按都能摸到脉，而且脉力平缓的，叫"有根"；轻取有，重按无，便叫"无根"。一般来说，濡脉是因为久病精血亏损，脾虚化源不足，气血

脉位浮，
脉形细小而柔软。

亏少而出现的。如果濡脉出现在健康人身上则是无根之脉。这说明此人可能有湿邪困于脾胃，阳气无力推动血气运行，一定要及时调理。

相类诗

浮而柔细知为濡，
沉细而柔作弱持。
微则浮微如欲绝，
细来沉细近于微。

【解析】浮而细柔是濡脉的脉象，沉细而柔的脉象应作弱脉看待。微脉浮而微细，像绝迹一般。细脉为沉而细小，近似于微脉。

相似脉特点

濡脉 ▽
浮细而软

弱脉 ▽
沉细无力

微脉 ▽
极细极软

细脉 ▽
形小而应指明显

濡脉的病症诊断

主病诗

濡为亡血阴虚病，
髓海丹田暗已亏。
汗雨夜来蒸入骨，
血山崩倒湿侵脾。
寸濡阳微自汗多，
关中其奈气虚何。
尺伤精血虚寒甚，
温补真阴可起病。

解析

濡脉主要见于营血亏损、阴精虚极的病症。主病为髓海空虚、丹田不足、阴虚盗汗、骨蒸烦热、女性血崩、湿浊困脾等。

濡脉见于寸部，主阳气微弱，表虚不固，以致汗出不止。濡脉见于关部，主脾胃虚弱，中气不足。濡脉见于尺部，为下焦虚寒，精血两伤，宜温补阳气，填补阴精，可使重病痊愈。

寸口三部脉象主病

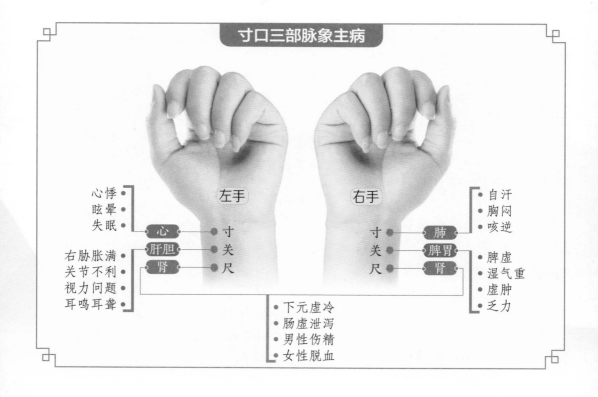

左手　　　　右手

心悸
眩晕•
失眠•

心 — 寸
肝胆 — 关
肾 — 尺

右胁胀满•
关节不利•
视力问题•
耳鸣耳聋•

•自汗
•胸闷
•咳逆

寸 — 肺
关 — 脾胃
尺 — 肾

•脾虚
•湿气重
•虚肿
•乏力

•下元虚冷
•肠虚泄泻
•男性伤精
•女性脱血

濡脉典型症状

脉象▶左手寸脉濡
病因▶心气阴两虚

▼ **症状表现**

① 心脏有明显不适感，心悸、胸满、气短，可伴有乏力、眩晕、健忘等症状。

② 明明没有进行大幅度或长时间的运动，身体却会不停地出汗。晚上睡觉睡不安稳，容易被惊醒，醒来满身大汗。

脉象▶右手寸脉濡
病因▶肺气不足

▼ **症状表现**

① 觉得呼吸时气不够用，可见呼吸急促，多伴有咳嗽、疼痛、胸闷等症状出现。

② 感觉身体很疲倦，四肢没有力气，休息时会得到缓解。

③ 身体会无缘无故不停出汗，稍微一活动出汗更多。

脉象▶左手关脉濡
病因▶肝血不足

▼ **症状表现**

① 关节在活动时有僵硬感、疼痛感和不适感，并且活动范围受到限制，可见于颈部、腰部、膝关节等。

② 有视物模糊的症状，感觉眼前仿佛蒙了一层纱。若是本就有老花眼的老年人，可见视力急剧下降。

③ 较长时间不调理者，会逐渐出现耳鸣、耳聋等耳部问题。

脉象▶右手关脉濡
病因▶脾虚有湿

▼ **症状表现**

① 感觉腹部胀满不适，不想吃饭，吃不了多少东西就会有饱腹感；容易恶心、呕吐。

② 总是觉得身上没力气，回家后只想躺着。

③ 多见消瘦者，若是肥胖者，一般也是虚胖。

脉象▶双手尺脉濡
病因▶下焦虚寒
　　　　精血两伤

▼ **症状表现**

① 精神状态比较差，干什么事都提不起兴趣，反应也比较迟缓，做事总是慢吞吞的。

② 腰背部可见酸胀不适感，手脚冰凉，比较怕冷。

③ 小便次数增加，尿量增多，尿液清澈、无异味。

④ 男性早泄、阳痿；女性脱血、崩漏、带下。

浮取散漫，中候似无

散脉——散似杨花

散脉，大而散。有表无里（《脉经》）。涣漫不收（崔氏）。无统纪，无拘束，至数不齐，或来多去少，或去多来少，涣散不收，如杨花散漫之象（柳氏）。

——《濒湖脉学》

散脉的脉象解析

原文

体状诗 散似杨花散漫飞，去来无定至难齐。产为生兆胎为堕，久病逢之不必医。

散脉 脉位浮浅，轻取用力可以摸到，但感觉分散凌乱，逐渐加大力度的时候，脉搏会越来越弱，重取则完全感觉不到。散脉出现表明病症危险，要注意调养。

天飞舞的季节。因为柳絮质地很轻、形状松散，风轻轻一吹就在空中到处飘散。

散脉所处的位置是比较浮浅的，在皮肤表皮下，手指轻轻用力就可以摸到。但如果手指用力重重按下去，则摸不到脉象。

散似杨花散漫飞

【解析】散脉摸起来就像是漫天飞舞的杨花一样。在古代，杨花特指柳絮，每年春天都是柳絮漫

去来无定至难齐

【解析】散脉的脉搏跳动没有规律，经常是时快时慢，时有时无。

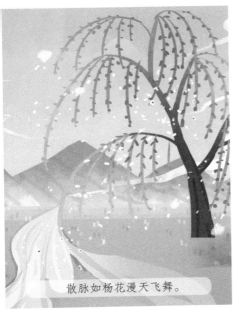

散脉如杨花漫天飞舞。

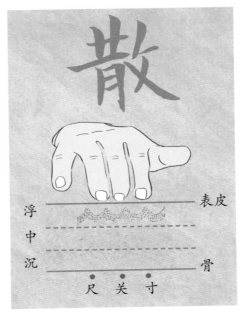

浮
中
沉

表皮

骨

尺 关 寸

产为生兆胎为堕

【解析】如果预产期孕妇见散脉，意味着即将生产，是分娩的征象。如果孕妇没到预产期就出现散脉的话，意味着可能将会流产。

久病逢之不必医

【解析】如果是病重日久，长期缠绵病榻的人突然出现散脉，意味着患者气血已经耗尽，脏腑气绝，病情非常严重，基本上已经没有挽救的必要了。

相类诗

散脉无拘散漫然，
濡来浮细水中绵。
浮而迟大为虚脉，
芤脉中空有两边。

【解析】散脉的搏动不规则，脉体浮而虚大，散漫无根；濡脉是浮而细软，好比水里漂浮的绵帛一样。虚脉是浮而迟大，按之无力；芤脉则浮而中空，周边充实。

相似脉特点

散脉▽
脉力不匀

濡脉▽
脉浮细软

虚脉▽
形大无力

芤脉▽
浮而中空

轻取散漫无根，
重取则感觉不到脉动。

散脉的病症诊断

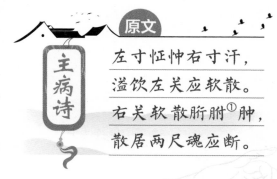

主病诗

原文

左寸怔忡右寸汗，
溢饮左关应软散。
右关软散胕胕①肿，
散居两尺魂应断。

解析

　　左寸部见散脉，主心阳不足的怔忡症；右寸部见散脉，主卫气不固的自汗症。左关部见散脉，主阳不化阴的溢饮病，表现为头部、面部、四肢或全身水肿；右关部见散脉，主脾阳不足、水湿下注，表现为足背踝部肿胀。两尺部见散脉，则主脏气将绝、生命垂危之象。

　　散脉多出现在危重症患者身上，多提示心力不足，气血亏虚，脏腑已经衰竭。

寸口三部脉象主病

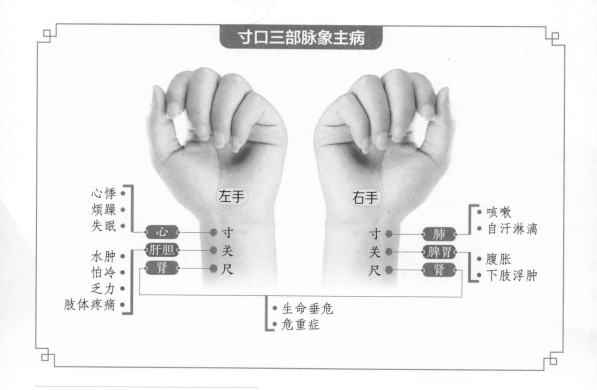

心悸
烦躁
失眠

水肿
怕冷
乏力
肢体疼痛

心 — 寸
肝胆 — 关
肾 — 尺

左手

右手

寸 — 肺
关 — 脾胃
尺 — 肾

咳嗽
自汗淋漓

腹胀
下肢浮肿

生命垂危
危重症

①胕胕："胕"为足胫，"胕"为足背。

散脉典型症状

脉象▶左手寸脉散

病因▶心气虚
　　　心阳不足

▼ 症状表现

① 心脏有明显的不适感和恐慌感，伴随有呼吸急促、喘鸣音等。
② 心情烦躁，晚上睡觉时会出现入睡困难，睡着了也是乱梦纷纭的现象，比较容易被惊醒。
③ 整个人看上去没有精神，萎靡不振。

脉象▶右手寸脉散

病因▶肺气虚
　　　卫外不固

▼ 症状表现

① 可能患有长期的肺部疾病，大概率可见长期咳嗽。
② 休息时，身上会忽然出冷汗。
③ 身体免疫力差，容易感冒，尤其容易感受风寒。

脉象▶左手关脉散

病因▶肝失疏泄
　　　水饮留滞

▼ 症状表现

① 早上起来会发现身体有水肿的现象，到晚上睡觉时会发现水肿进一步加重，并且肢体疼痛、沉重，伴随怕冷、乏力的症状。
② 情绪不安，比较低沉，严重者可见抑郁。
③ 可能会出现头痛、恶心等症状，女性往往可见月经异常。

脉象▶右手关脉散

病因▶脾阳不振
　　　水湿不运

▼ 症状表现

① 小腹胀满，但是用手按压却不会有疼痛感。
② 可能会出现四肢水肿的症状，尤其脚部肿胀明显。
③ 若出现面黄、消瘦、食欲不振的情况，可能体内有寄生虫。

脉象▶左右手尺脉散

病因▶肾气衰败
　　　命门火绝

▼ 症状表现

① 久病者见此脉，说明情况危急，必须重视。
② 若孕妇分娩期间或产后见此脉，属于正常情况，是体力大量散失引起的。
③ 正常人见此脉可能有急症或重症，也可能出现了药物中毒或食物中毒。

浮大中空

芤脉——如按葱管

芤脉，浮大而软，按之中央空，两边实（《脉经》）。中空外实，状如慈葱。

——《濒湖脉学》

芤脉的脉象解析

原文

体状诗

芤形浮大软如葱，按之旁有中央空。
火犯阳经血上溢，热侵阴络下流红。

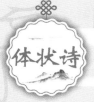

芤脉的脉形比较复杂，以中央空软、两边实为基本特征。中医形容芤脉"如按葱管"，也就是说轻按可以摸到脉，重按也可以摸到脉，唯独中等力度下却感到脉象空空如也。因此芤脉在位置上有两种情况：一种是脉管紧贴皮肤表皮之下；另一种是深藏在筋肉之中。芤脉在实际操作中其实并不常见，一般只有大量失血当天可见。

芤形浮大软如葱，按之旁有中央空

【解析】芤脉的脉象摸起来就像是葱叶，葱叶呈圆筒状，中央空，摸上去比较软，薄薄的。因此，芤脉摸上去感觉浮大而软，按之中央空，两边实，好像按在葱管上一样。

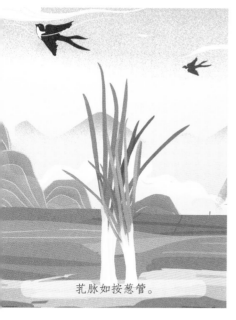

芤脉如按葱管。

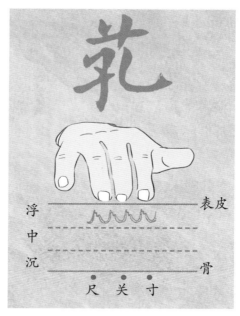

火犯阳经血上溢

【解析】因血量骤然减少，阴血不能维系阳气，阳气浮散可感知到芤脉，又因火邪侵犯三阳经络，导致血液运行加速而致出血，从而出现咳血、衄血的症状。

热侵阴络下流红

【解析】火热邪气侵犯阴经的络脉，引起便血、血崩之后，也能切到芤脉。如果左右手都是芤脉，则说明生命垂危。出现芤脉之后要及时补充阴液。

相类诗

中空旁实乃为芤，
浮大而迟虚脉呼。
芤更带弦名曰革，
血亡芤革血虚虚。

【解析】中间空虚四周实在的脉象称为"芤脉"，脉来浮大而迟应称为"虚脉"。芤脉又兼弦脉之象的称为"革脉"，芤脉往往是在大失血以后出现，革脉则见于亡血、失精的虚寒病证。

相似脉特点

芤脉 ▽
触之脉管柔软

革脉 ▽
触之脉管较硬

轻按感觉四周有力，
中间空而无力。

芤脉的病症诊断

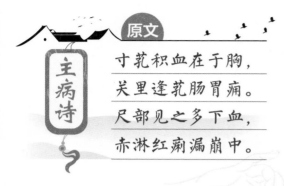

原文

主病诗

寸芤积血在于胸，
关里逢芤肠胃痈。
尺部见之多下血，
赤淋红痢漏崩中。

解析

如果患者在大量出血后，血不足以荣养心脏，以致心悸怔忡的时候，常可以在寸部切到芤脉。如果患者从胃中大量呕吐脓血，多数能在关脉处切到芤脉。"赤淋"是指血淋，即尿中有血。如果在尺部切到芤脉，往往是由于血淋、便血、血崩、漏经①等大量出血所致。

芤脉多是血崩、呕血、外伤性大出血等突然出血过多，导致血量骤然减少，阳气浮散所致。

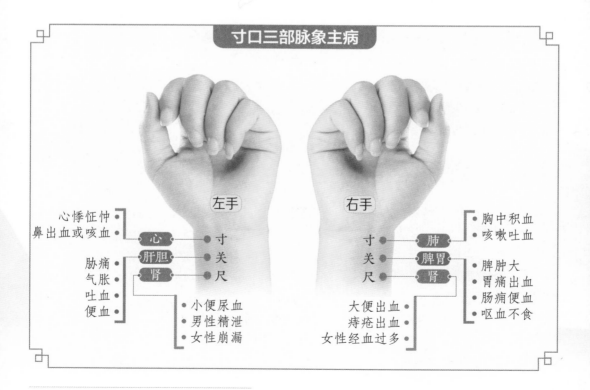

寸口三部脉象主病

左手

心悸怔忡
鼻出血或咳血

心 — 寸
肝胆 — 关
肾 — 尺

胁痛
气胀
吐血
便血

• 小便尿血
• 男性精泄
• 女性崩漏

右手

寸
关
尺

肺
脾胃
肾

• 胸中积血
• 咳嗽吐血

• 脾肿大
• 胃痛出血
• 肠痈便血
• 呕血不食

大便出血
痔疮出血
女性经血过多

①漏经：指经期出血时间长，月经不断。

芤脉典型症状

脉象▶左手寸脉芤

病因▶上焦热盛 迫血妄行

▼ 症状表现

① 可能有出血的症状，比如吐血、鼻出血或咳血。
② 心脏长时间有不舒服的感觉，比如心跳过快、无端有恐慌感，严重者会伴随有失眠、健忘、胸闷等症状。

脉象▶右手寸脉芤

病因▶胸腔瘀血 气血上逆

▼ 症状表现

① 胸闷、气喘，或者是胸中有积血，这种情况一般会伴随有咳血的情况出现。
② 可能会出现突然咳嗽、咳血或吐血的症状。

脉象▶左手关脉芤

病因▶肝郁日久 肝血不藏

▼ 症状表现

① 身体可能会出现无端出血的情况，比如突然吐血、呕血或者便血。
② 两胁作痛、气胀、肝脾肿大。

脉象▶右手关脉芤

病因▶胃热伤络 脾不统血

▼ 症状表现

① 初起上腹部或脐周作痛，阵发性钝痛，数小时后疼痛转移至右下腹部，逐渐加重，伴随胃出血。
② 大便不顺畅，会出现便秘的情况，肠痈化脓出现便血。
③ 有吐血的情况，并且不想吃饭。
④ 肚子比较胀，还会有恶心、呕吐的感觉。

脉象▶左手尺脉芤

病因▶阴竭亡阳 膀胱出血

▼ 症状表现

① 小便时会有不舒服的感觉，严重者可能出现尿血的症状。
② 若是男性，可见精泄欲脱，大汗淋漓；若是女性，可见非经期大量出血。

脉象▶右手尺脉芤

病因▶热灼肠络

▼ 症状表现

① 大便会有颜色发黑或先便后血的情况出现。
② 若是本身患有痔疮，会出现痔疮出血的情况。
③ 女性在月经期经血过多或经期延长。

弦芤并见

革脉——如按鼓皮

革脉，弦而芤（仲景）。如按鼓皮（丹溪）。

——《濒湖脉学》

体状主病诗

原文

革脉形如按鼓皮，
芤弦相合脉寒虚。
女人半产并崩漏，
男子营虚或梦遗。

解析

革脉就像手摸到了鼓皮上，刚摸上去有点硬硬的、紧紧的，用力按一下就能感受到里面是空的。革脉实际上就是芤脉和弦脉的复合脉，是精血内虚又感寒邪所造成的。女性见革脉主小产、血崩、经漏，男性见革脉主营气虚损、梦遗等病。

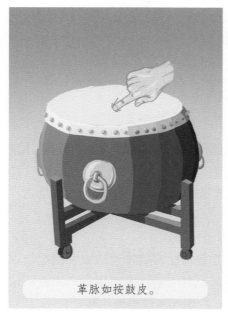

革脉如按鼓皮。

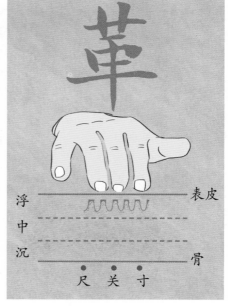

革

浮 中 沉
表皮
骨

尺 关 寸

革脉典型症状

脉象▶左手寸脉革
**病因▶失血气衰
血不养心**

▼症状表现

① 感觉心脏部位隐隐作痛，而且时停时止，还会有心跳过快、心烦、心里发空的感觉。
② 呼吸急促，有憋气的感觉，胸部也会有沉闷感。

脉象▶右手寸脉革
**病因▶肺气虚衰
感受寒邪**

▼症状表现

① 会有咳嗽、喘促的症状，而且咳嗽有痰，多为白痰。
② 不擅长运动，哪怕是走路也会走一会儿就气喘吁吁，时常感觉吸上来的气不够用。

脉象▶左手关脉革
**病因▶寒滞肝脉
气滞血瘀**

▼症状表现

① 会出现急性腹痛，并伴随四肢痉挛、出冷汗、两胁牵扯痛等。
② 如果用手触摸腹部，有时能清楚感受到腹内有积块存在，时聚时散。
③ 心情烦躁，容易发怒，腹胀，不想吃饭。

脉象▶右手关脉革
**病因▶脾胃虚弱
肝气犯胃**

▼症状表现

① 脘腹部胀满、胀痛，空腹时疼痛感异常强烈，痛连胁肋，按摩一下会有一定程度的缓解，但若是进食寒凉之物或者吃完饭受凉则又会开始疼痛。
② 经常嗳气，喜欢进食温热的食物。

脉象▶左右手尺脉革
**病因▶肾精不足
肾阳虚衰**

▼症状表现

① 久病者若诊到此脉，表明凶多吉少；健康人见此脉，表明身体亏虚严重。
② 腰部酸痛、无力，还会出现失眠、健忘、注意力不集中的情况。
③ 若是男性，多可见遗精、滑精、早泄等症状；若是女性，多可见小产、崩漏等症状。

沉脉类

举之不足，按之有余

沉脉——如石投水

沉脉，重手按至筋骨乃得（《脉经》）。如绵裹砂，内刚外柔（杨氏）。如石投水，必极其底。

——《濒湖脉学》

沉脉的脉象解析

原文

水行润下脉来沉，筋骨之间软滑匀。
女子寸兮男子尺，四时如此号为平。

沉脉 轻取完全感受不到，适中的力度也只是模模糊糊，只有用比较大的力度才能清晰诊到。沉脉多主里证。

水行润下脉来沉

【解析】古人经常将沉脉比作水，因为水的特性是滋润下行，沉脉也是如此。沉脉的脉位较深，重按才能摸到，就像投入水里的石头一样，必须摸到底才能感觉到。

筋骨之间软滑匀

【解析】诊沉脉，手下的感觉就像绵帛包裹着砂石，虽然里面坚硬，刚劲有力，但是外表是柔和的。若是沉脉在筋骨之间有柔滑匀和的感觉，可视为正常脉。

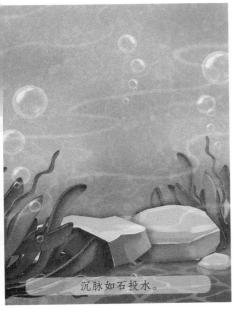

沉脉如石投水。

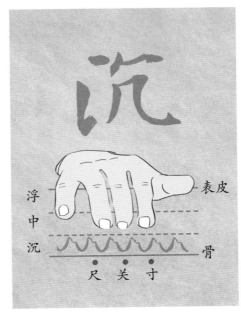

女子寸兮男子尺，四时如此号为平

【解析】在女性的寸部出现沉脉，或男性的尺部出现沉脉，是因性别差异所致。若一年四季都是沉脉，也可视为正常的脉象。

对于男女不同部位出现沉脉，另有一种说法认为：男性以气为本，气属阳易升浮，则脉不足于尺而沉。女性以血为本，血属阴易沉下，则脉不足于寸而沉。

肥胖、肌肉丰厚者
出现沉脉
是正常现象。

相类诗

沉帮筋骨自调匀，
伏则推筋着骨寻，
沉细如绵真弱脉，
弦长实大是牢形。

【解析】沉脉的脉象在筋骨之间柔和、均匀地搏动，如果必须用力地推移筋骨才能摸到，则为伏脉。如果脉沉而细软如绵，则为弱脉。如果脉沉而弦大有力，则为牢脉。

相似脉特点

沉脉 ▽
重按始得

伏脉 ▽
重按至筋骨始得

弱脉 ▽
沉细无力而软

牢脉 ▽
沉按实大弦长

沉脉的病症诊断

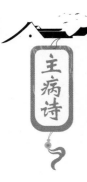

主病诗

原文

沉潜水蓄阴经病，
数热迟寒滑有痰，
无力而沉虚与气，
沉而有力积并寒。
寸沉痰郁水停胸，
关主中寒痛不通，
尺部浊遗并泄痢，
肾虚腰及下元痌①。

解析

　　沉脉主水停于内的阴经病变，脉沉而数主里热，脉沉而迟主里寒，脉沉而滑主痰饮水肿。脉沉而无力，大多为阳虚与气陷，主里虚，脉沉而有力，主积滞及实寒，主里实。

　　寸部脉沉，主胸膈间的痰郁、水停等。关部脉沉，主中焦脾胃寒凝不通而引起的疼痛诸症。尺部脉沉，主淋浊、遗尿、泄泻、痢疾及下焦肾精不足所致的肾虚腰痛等症。

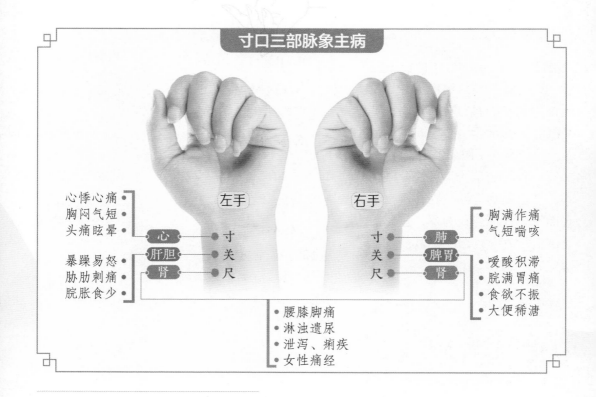

寸口三部脉象主病

左手　　　　右手

心悸心痛
胸闷气短
头痛眩晕　　　心　　寸

暴躁易怒　　肝胆　　关
胁肋刺痛　　肾　　尺
脘胀食少

寸　　肺　　胸满作痛
关　　脾胃　　气短喘咳
尺　　肾　　嗳酸积滞
　　　　脘满胃痛
　　　　食欲不振
　　　　大便稀溏

腰膝脚痛
淋浊遗尿
泄泻、痢疾
女性痛经

---

①痌（tōng）：疼痛之意。

沉脉典型症状

脉象 ▸ 左手寸脉沉

病因 ▸ 寒凝心脉
胸阳痹塞

▼ 症状表现

① 心冷痛引背，胸闷，有憋气的感觉，并伴有心悸、气短、头痛、眩晕。
② 胸胁疼痛，咳嗽或睡觉翻身时会感到疼痛加剧。
③ 非常怕冷，小腹冰冷。

脉象 ▸ 右手寸脉沉

病因 ▸ 肺气不宣
停痰蓄饮

▼ 症状表现

① 胸闷、喘促，想咳嗽，咳出的痰清稀量多。
② 不能剧烈运动，稍微一动就会喘个不停。
③ 胸部胀满，隐隐作痛。

脉象 ▸ 左手关脉沉

病因 ▸ 郁怒伤肝
或寒凝肝脉

▼ 症状表现

① 胁肋部有刺痛、胀痛的感觉，而且疼痛的位置会发生变化。
② 胃脘部胀满不适，吐酸水，食欲不太好，不想吃饭。
③ 脾气比较大，容易暴躁，经常发怒。

脉象 ▸ 右手关脉沉

病因 ▸ 脾胃虚寒

▼ 症状表现

① 饮食习惯不好，经常暴饮暴食或大量喝冷饮，伤了脾胃。
② 胃部发冷、发胀，吐酸水，并且厌食。
③ 经常消化不良，呼出的气有腐臭味。
④ 排便时会发现大便不成形，比较稀溏，有酸臭味。

脉象 ▸ 左右手尺脉沉

病因 ▸ 肾阳亏虚
命门火衰

▼ 症状表现

① 出现一些早衰的症状，比如少白头、严重脱发、体态改变等。
② 可见腰膝脚痛、五更泻等寒性病症。
③ 女性可见明显的痛经症状，表现为面色青白、四肢发凉、腹痛难忍；男性可见遗精。
④ 小便不畅，淋沥涩痛。

沉极为伏

伏脉——重按着骨

伏脉，重按着骨，指下裁动（《脉经》）。脉行筋下（《刊误》）。

—— 《濒湖脉学》

伏脉的脉象解析

原文

体状诗

伏脉推筋着骨寻，指间裁动隐然深。
伤寒欲汗阳将解，厥逆脐疼证属阴。

伏脉 脉位埋藏得比较深，必须用力重按至骨，才能感觉到脉搏的跳动。伏脉主厥证或痛极。

伏脉推筋着骨寻

【解析】"伏"就是深藏的意思，"推筋着骨寻"是说切脉时必须用力按压至最深部的骨骼上，然后推筋至骨，才能感觉到脉搏在深处隐隐约约地跳动。

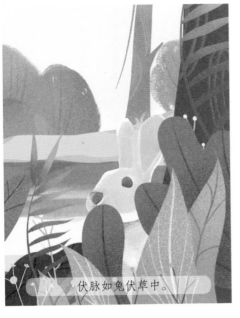

伏脉如兔伏草中。

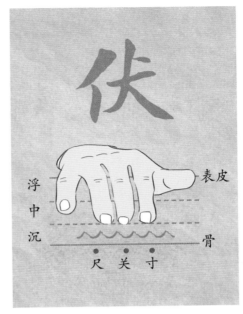

指间裁动隐然深

【解析】句中的"裁"当为"才"的通假字，意思是说脉搏的位置很深，用力按压大概能感知到脉搏在深处隐隐约约地跳动。平时诊脉的过程中，如果发现按至骨仍然诊不到脉，或者非常模糊，只有用更大的力才能感觉到，那么这种脉象就是伏脉。

伤寒欲汗阳将解

【解析】如果因为患者感到肢体冷痛、麻木、关节疼痛、屈伸不利或有冻疮等而摸到伏脉，一般是由于寒凝经络，阳气不能发散。所以，由于伤寒表证而出现伏脉，只要等到身体内阳气回归，突破筋络上的寒凝，就能汗出而解。

厥逆脐疼证属阴

【解析】因脐腹冷痛、四肢厥逆而摸到伏脉，属于阴寒内郁证。如果长时间出现脐腹疼痛、四肢厥逆的情况则要小心，说明阴寒之邪已经侵入人体，损伤阳气，需要及时调理。

兼脉主病

伏脉兼数脉 ▽
热厥，火邪内郁

伏脉兼尺脉 ▽
寒脉，阴盛于里

伏脉兼弦脉 ▽
多见痉证

伏脉需用力沉取
至筋骨才可以摸到。

伏脉的病症诊断

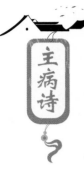

主病诗

原文

伏为霍乱吐频频，

腹痛多缘宿食停。

蓄饮老痰成积聚，

散寒温里莫因循。

食郁胸中双寸伏，

欲吐不吐常兀兀[1]。

当关腹痛困沉沉，

关后疝疼还破腹。

解析

伏脉主病是霍乱而见频频呕吐，或主宿食内停而致腹痛，或是水饮停蓄于内、顽痰蕴结于里而形成的积聚，要因证施治，宜用温里散寒之法畅通血气，解郁破积，化痰逐饮。

两手寸部出现伏脉，主食郁胸中，症见想吐而吐不出，心里十分难受。两手关部出现伏脉，主中焦寒湿凝聚，症见腹痛、身困。两手尺部出现伏脉，则主下焦寒凝气滞，症见疝痛剧烈。

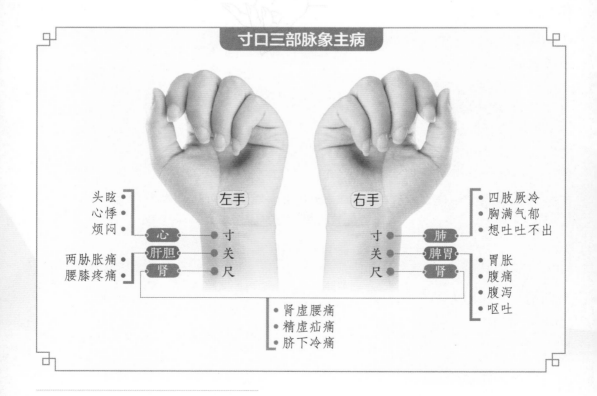

寸口三部脉象主病

头眩
心悸
烦闷

两胁胀痛
腰膝疼痛

心 — 寸
肝胆 — 关
肾 — 尺

左手

右手

寸 — 肺
关 — 脾胃
尺 — 肾

四肢厥冷
胸满气郁
想吐吐不出

胃胀
腹痛
腹泻
呕吐

肾虚腰痛
精虚疝痛
脐下冷痛

---

[1]兀兀（wù wù）：此处形容心中难受的样子。

伏脉典型症状

脉象 ▶ 左手寸脉伏

病因 ▶ 心阳不振

▼ **症状表现**

① 精神比较恍惚，可能会伴随出现头晕目眩的症状。

② 无缘无故感到心情紧张、烦闷，严重者可能会出现心悸的症状。

脉象 ▶ 右手寸脉伏

病因 ▶ 寒痰壅闭
肺气不宣

▼ **症状表现**

① 心胸憋闷，仿佛有块石头压在胸口，呼吸也不太顺畅，有些急促，可能还会听到痰鸣音。

② 有想呕吐的感觉，但是又吐不出来。

脉象 ▶ 左手关脉伏

病因 ▶ 肝气不舒
寒邪郁闭

▼ **症状表现**

① 胁部有胀痛的感觉，按住患处会加剧疼痛，但也有部分患者会出现按住患处反而疼痛减轻的情况。

② 腰部好像有一股气窜来窜去，并且有疼痛感，疼痛位置会随着气的运动发生改变。

脉象 ▶ 右手关脉伏

病因 ▶ 胃寒食积

▼ **症状表现**

① 自觉胃脘部出现部分胀满或全腹胀满的情况；腹部有疼痛感。

② 身体困倦、乏力，还会出现呕吐的情况。

③ 有腹泻的情况出现，而且泻下的大便呈水样，伴有未消化的食物残渣，无粪臭味。

脉象 ▶ 左右手尺脉伏

病因 ▶ 肾精不足
命门火衰

▼ **症状表现**

① 脐下腹部感觉冷痛。

② 会有腰痛、疝痛的症状。

沉取实大弦长

牢脉——深居于内

牢脉，似沉似伏，实大而长，微弦（《脉经》）。

—— 《濒湖脉学》

牢脉的脉象解析

体状相类诗

原文

弦长实大脉牢坚，牢位常居沉伏间。
革脉芤弦自浮起，革虚牢实要详看。

牢脉 脉位较深，颇近于伏脉的脉位，脉体实大而长，稍带弦象。牢脉主阴寒内实、疝气、症瘕、痰湿等。

弦长实大脉牢坚

【解析】牢脉的表象是脉象较沉，但脉搏跳动有力，脉形较长。牢脉是由实脉、沉脉、大脉[①]、长脉、弦脉五种基础脉象组成的复合脉象。

牢位常居沉伏间

【解析】牢脉的脉位是比较靠近深处的，一般在沉脉和伏脉的脉位之间。其实记忆牢脉的脉位有个形象、简单的方法，那就是牢脉的脉搏像被圈在了"牢里"，所以需要用力按压才能摸到。

①大脉：脉来大而满指，但无脉来汹涌之势。出自《素问·脉要精微论》。

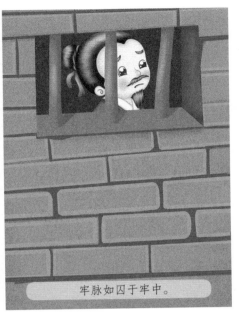

牢脉如囚于牢中。

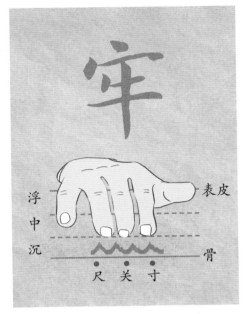

革脉芤弦自浮起

【解析】诊察牢脉要与革脉分清楚，革脉、芤脉、弦脉均浮取可得，革脉为芤脉和弦脉相兼而有浮象。

革虚牢实要详看

【解析】革脉多见于大虚证，牢脉常见于大实证。革脉脉象外坚内虚，而牢脉脉象沉而坚硬，有时容易将革脉的表象误诊为牢脉。牢脉的特征是脉象较沉，但脉搏跳动有力，脉形较长。而革脉的特征是脉搏浮动，有搏指感。革脉触感空心而结实，就像按压鼓皮一样，轻轻触摸脉搏时，脉象洪大而坚硬，并且有手指在跳动的感觉，但是用力按压时感觉脉搏较弱，突然感到空虚。

相似脉特点

牢脉 ▽
沉而坚硬主实证

革脉 ▽
外坚内虚主虚证

沉按实大弦长，
坚牢不移。

牢脉的病症诊断

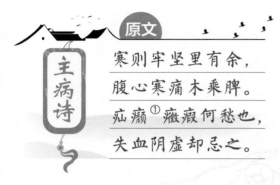

主病诗

原文

寒则牢坚里有余，
腹心寒痛木乘脾。
疝癫①癥瘕何愁也，
失血阴虚却忌之。

解析

　　牢脉为阴寒内盛之脉，是心腹冷痛、肝旺乘脾之象。如果患有疝癫、癥瘕一类的疾病，诊到牢脉，为脉证相应，说明病顺无愁；如果是失血、阴虚一类的大虚证，脉见牢象，则脉证相逆，说明病情危急。

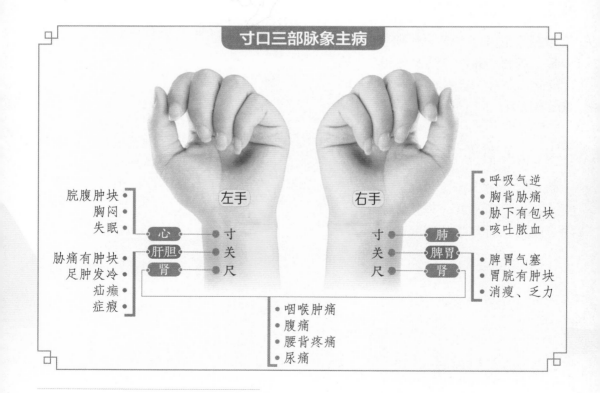

寸口三部脉象主病

左手

脘腹肿块
胸闷
失眠 ── 心 ── 寸

胁痛有肿块
足肿发冷
疝癫
癥瘕 ── 肝胆 ── 关
　　　　肾 ── 尺

右手

寸 ── 肺 ── 呼吸气逆
　　　　　　胸背胁痛
　　　　　　胁下有包块
　　　　　　咳吐脓血

关 ── 脾胃 ── 脾胃气塞
尺 ── 肾 ── 胃脘有肿块
　　　　　　消瘦、乏力

• 咽喉肿痛
• 腹痛
• 腰背疼痛
• 尿痛

①疝癫：即癫疝，一种病名。指寒湿引起的阴囊肿大、坚硬、重坠、胀痛。亦指妇女小腹肿痛的病症。

牢脉典型症状

脉象 ▶ 左手寸脉牢
病因 ▶ 气血郁结

▼ **症状表现**

① 胸口发闷，心情比较烦躁，伴随入睡困难、失眠的症状。
② 腹部有疼痛感，表现为绕脐作痛且脐部周围有包块，伴随腹泻的症状。

脉象 ▶ 右手寸脉牢
病因 ▶ 痰热壅盛
　　　　血瘀蕴毒

▼ **症状表现**

① 呼吸比较急促，会有想咳嗽的冲动；也可能出现胸闷、呕逆、胸痛、背痛、胁痛。
② 右胁下有包块，如覆杯状，伴随发热恶寒。
③ 部分患者可能咳吐脓血，急促而喘，久病可发展为肺痈。

脉象 ▶ 左手关脉牢
病因 ▶ 肝气郁结
　　　　瘀血凝结

▼ **症状表现**

① 两胁部有疼痛感，胁下有肿块，疼痛感牵引至小腹。
② 足部肿胀、发冷，小便涩痛，皮肤、爪甲枯萎。
③ 小腹和阴部胀痛，可能有肿块。

脉象 ▶ 右手关脉牢
病因 ▶ 脾虚气郁
　　　　留滞中焦

▼ **症状表现**

① 常常会感觉一股"酸气"从口腔中涌出，且有胃脘疼痛的感觉，在餐后、躺卧或腹压增加时尤为明显。
② 胃脘部有肿块突起，状如覆盘，并伴有消瘦、乏力。如果日久不愈，可能会发展为黄疸。

脉象 ▶ 左右手尺脉牢
病因 ▶ 寒气上逆
　　　　或湿热相结

▼ **症状表现**

① 气从少腹上冲胸脘、咽喉，发作时痛苦剧烈，或有腹痛，或寒热往来。
② 有的会出现腰背牵引作痛、少腹里急、咽喉肿烂、视力减退。
③ 小腹部热痛，或尿液浑浊、尿痛。

沉取细软无力

弱脉——弱如老翁

弱脉，极软而沉细，按之乃得，举手无有（《脉经》）。

—— 《濒湖脉学》

弱脉的脉象解析

原文

体状诗 弱来无力按之柔，柔细而沉不见浮。
阳陷入阴精血弱，白头犹可少年愁。

弱脉 脉位较深，脉象沉细无力而软，切脉时感到脉细而无力。弱脉主气血两虚，血虚脉不充，气虚脉无力。

弱来无力按之柔，柔细而沉不见浮

【解析】弱脉沉细而且非常软弱，若轻按是无法触及的，因为脉搏显现的部位比较沉，并且脉形细、脉势软。脉管又细又小，使得血液无法充盈，要在皮肉之下靠近筋骨处才能感受到脉搏跳动，所以一定要用很大力气重按才可以。

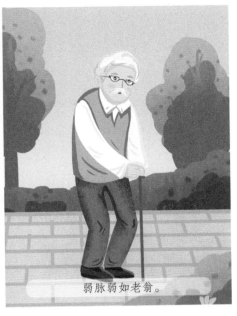

弱脉弱如老翁。

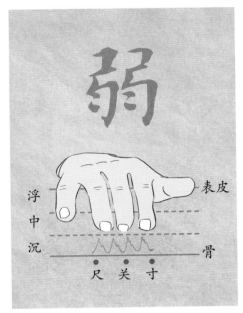

阳陷入阴精血弱

【解析】弱脉脉搏如此柔弱，其根本原因是身体阳气极度衰弱，精血虚少，气血不足。

阳气在中医理论中有着重要的作用，能激发和促进人体的生长发育，以及各脏腑、经络等组织器官的生理功能，推动血液的生成、运行和津液的生成、输布、排泄。阳气通过各种气化活动完成人体与外界物质交换的主要过程，阳气活动上升于头面五官，扩散于躯干体表，使人

精神焕发、意识清醒、感觉敏锐、温养形神。所以出现弱脉要及时补养阳气。

白头犹可少年愁

【解析】弱脉是气血两虚的脉象，一般在老年人中比较常见，如果在年轻人身上出现，则是不正常的。年轻人气盛，血气方刚，理应气血充足，出现弱脉代表身体非常虚弱，需要立即调养。

兼脉主病

弱脉兼涩脉 ▽
血虚

弱脉兼细脉 ▽
阳虚

弱脉兼数脉 ▽
遗精、崩漏

弱脉兼弦细脉 ▽
血虚筋痿

弱脉兼软脉 ▽
自汗

弱脉沉细柔软、
应指无力。

弱脉的病症诊断

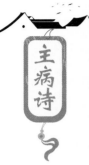

主病诗

原文

弱脉阴虚阳气衰，
恶寒发热骨筋痿①。
多惊多汗精神减，
益气调营急早医。
寸弱阳虚病可知，
关为胃弱与脾衰。
欲求阳陷阴虚病，
须把神门两部推。

解析

弱脉的产生是阴精虚损、阳气衰微的缘故，症状可见恶寒、发热、骨痿、筋痿，或惊悸、自汗、精神疲惫等。治疗方法以补益阳气、调养营血为主，出现弱脉宜及早治疗。

寸部见弱脉，可知是阳气虚弱。关部见弱脉，大多是脾胃虚弱。下焦阳气陷而不振、阴精严重亏虚的，两手尺部多见弱脉。

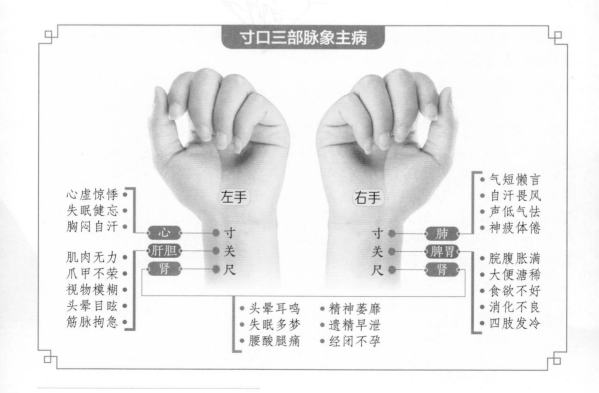

寸口三部脉象主病

左手

右手

- 心虚惊悸
- 失眠健忘
- 胸闷自汗
心 — 寸

- 肌肉无力
- 爪甲不荣
- 视物模糊
- 头晕目眩
- 筋脉拘急
肝胆 — 关
肾 — 尺

- 头晕耳鸣　· 精神萎靡
- 失眠多梦　· 遗精早泄
- 腰酸腿痛　· 经闭不孕

寸 — 肺
- 气短懒言
- 自汗畏风
- 声低气怯
- 神疲体倦

关 — 脾胃
尺 — 肾
- 脘腹胀满
- 大便溏稀
- 食欲不好
- 消化不良
- 四肢发冷

---

①痿：病名。以四肢软弱无力为主症，尤以下肢痿弱、足不能行为多见。

弱脉典型症状

脉象▶左手寸脉弱
病因▶胸阳不振 心气不足

▼ 症状表现

① 容易心悸，有一种挥之不去的紧张感，胸闷、呼吸不顺畅且频率比较快，严重者会直接昏厥、晕倒。

② 比较怕冷，感觉四肢都是冰冰凉凉的，但是手心、脚心会有出汗的情况。

③ 容易失眠，即使睡着也乱梦纷纭，伴随健忘、注意力不集中。

脉象▶右手寸脉弱
病因▶肺气虚弱 气阴双亏

▼ 症状表现

① 比较容易患上感冒，身体的免疫力比一般人差一些。

② 气短懒言，说话声音也很小，感觉没有力气；咳嗽时也无力。

③ 容易出汗，比较怕风，总是乏力，没有精神。

脉象▶左手关脉弱
病因▶肝血不足 筋脉失养

▼ 症状表现

① 手指的甲床发白，可以看见有竖条纹。

② 头发比较毛躁、干枯，面色发白，看起来没有光泽。

③ 眼睛总是发干，用眼时间长了会有看东西模糊的情况。

④ 肢体麻木，手足震颤，筋脉拘急，严重者痿弱无力。

脉象▶右手关脉弱
病因▶脾胃虚弱 中气不足

▼ 症状表现

① 若是进食了生冷、油腻的食物，胃部感觉不舒服，会出现积食或腹泻的情况，排便时大便多为溏稀样。

② 食欲降低，吃不了多少东西，进食后容易腹胀，消化不良。

③ 还会出现四肢发冷的感觉。

脉象▶左右手尺脉弱
病因▶肾阳虚衰 精血虚少

▼ 症状表现

① 腰膝冷痛、畏寒肢冷、大便泄泻等一系列肾阳虚症状。

② 面色发白或者发黑，精神状态不佳，整个人一副萎靡不振的样子。

③ 男性可见阳痿、早泄等；女性可见崩漏、闭经、不孕等。

④ 头晕耳鸣、失眠多梦等症状。

迟脉类

脉来迟慢

迟脉——去来极迟

迟脉，一息三至，去来极慢（《脉经》）。

——《濒湖脉学》

迟脉的脉象解析

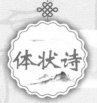

原文

迟来一息至惟三，阳不胜阴气血寒。
但把浮沉分表里，消阴须益火之原。

迟脉 的脉位有偏浮、偏沉的区别，轻按可接触到则为浮迟脉；重按才可按到则为沉迟脉。迟脉多主寒证。若是心肺功能强大的人出现迟脉，是正常现象。

也就是 1 分钟脉搏在 60 次以下。因此迟脉的特点就是脉搏跳动缓慢。《脉经》认为，迟脉脉搏 1 分钟跳动 54 次左右，但假如一息只有二至，即每分钟 36 次左右，则为离经之脉。

迟来一息至惟三

【解析】一呼一吸的时间为一息，一息是古代用以度量脉搏次数的时间单位。迟脉一息三至，就是一次呼吸之间仅跳动 3 次，

阳不胜阴气血寒

【解析】迟脉的产生机理，主要是阳气衰弱，阴寒邪盛，或者是气血不足的虚寒病变造成的。

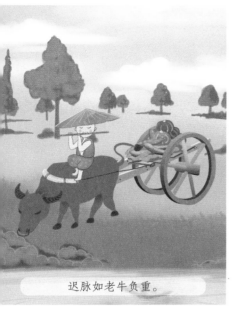

迟脉如老牛负重。

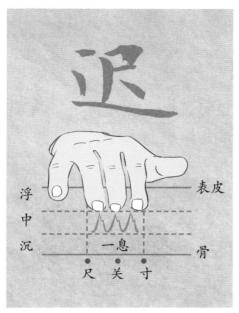

但把浮沉分表里

【解析】诊察迟脉还应分清病位之表里。轻按见迟脉者为浮迟脉，为表寒；重按见迟脉者为沉迟脉，为里寒。不一样的位置对应的病症也是不一样的，需要区别对待。

消阴须益火之原

【解析】由于迟脉主要是阳虚阴盛所致，所以应采用"补阳以抑阴"的治法，后人简称为"益火消阴""扶阳退阴"。可以服用熟地黄、山茱萸、山药、熟附子、

肉桂等温补药以温补阳气。生活中可以多吃散寒补阳的食物，比如韭菜、羊肉、生姜等。

相类诗

脉来三至号为迟，
小驶①于迟作缓持。
迟细而难知是涩，
浮而迟大以虚推。

【解析】一次呼吸之间脉跳只有3次是迟脉。如果比迟脉稍微快一点，便是缓脉。如果迟脉兼细小无力且往来滞涩，是涩脉。如果迟脉兼浮大而软，则为虚脉。

相似脉特点

迟脉 ▽
一息三至

缓脉 ▽
一息四至

涩脉 ▽
迟脉兼细、难

虚脉 ▽
迟脉兼浮、大

脉来迟缓，一息三至。

①驶（jué）：本意为骏马，这里指"快"的意思。

迟脉的病症诊断

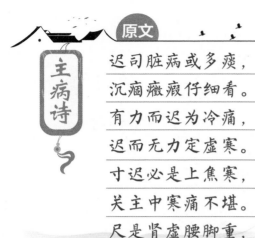

原文

主病诗

迟司脏病或多痰，
沉痼癥瘕仔细看。
有力而迟为冷痛，
迟而无力定虚寒。
寸迟必是上焦寒，
关主中寒痛不堪。
尺是肾虚腰脚重，
溲便不禁疝牵丸。

解析

迟脉的出现，反映病变在五脏或者痰饮内停，还应仔细分析是否为沉寒痼疾、癥瘕、积聚等。如果是迟而有力，常见于积寒疼痛的实寒证。如果是迟而无力，则多为阳气亏损的虚寒证。

寸部见迟脉多主上焦寒邪凝滞病变。关部见迟脉多主脾胃失调、脘腹冷痛或胁肋疼痛。尺部见迟脉，多主肾虚火衰、腰酸腿软、两足沉重无力，或见于二便失禁及睾丸作痛的下焦病变。

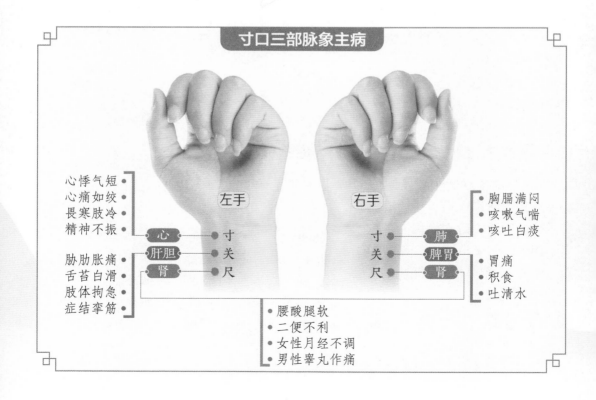

寸口三部脉象主病

左手

右手

心悸气短·
心痛如绞·
畏寒肢冷·
精神不振·

胁肋胀痛·
舌苔白滑·
肢体拘急·
症结挛筋·

心 — ·寸
肝胆 — ·关
肾 — ·尺

寸·— 肺
关·— 脾胃
尺·— 肾

·胸膈满闷
·咳嗽气喘
·咳吐白痰

·胃痛
·积食
·吐清水

· 腰酸腿软
· 二便不利
· 女性月经不调
· 男性睾丸作痛

迟脉典型症状

脉象▶ 左手寸脉迟而无力

病因▶ 阴寒内盛 寒凝心脉

▼ 症状表现

① 心痛如绞，遇寒加剧，甚则心痛彻背，背痛彻心。

② 容易出现心悸气短、畏寒肢冷，有时还会出冷汗。

③ 精神状态不太好，总是一副萎靡不振的样子。

脉象▶ 右手寸脉迟

病因▶ 寒痰伏肺 痰壅气阻

▼ 症状表现

① 发病比较急，以突然的咳嗽和气喘为辨证要点，咳嗽伴有喘息，咳嗽声比较大，会咳出清白色痰液或者痰白而黏。

② 比较怕冷，喜欢喝热饮，经常感觉四肢发凉。

③ 胸部和胃脘部有胀满憋闷的感觉。

脉象▶ 左手关脉迟

病因▶ 寒滞肝脉 经脉挛急

▼ 症状表现

① 胁肋胀痛，连及下腹，牵引至睾丸坠痛。

② 畏寒肢冷，舌苔白滑，肢体比较僵硬，活动受限。

③ 筋脉僵硬或痉挛，会形成局部包块，有疼痛感。

脉象▶ 右手关脉迟沉

病因▶ 寒邪犯胃 胃阳不宣

▼ 症状表现

① 胃脘部有剧烈的疼痛感，用手按揉或是热敷疼痛部位有助于缓解疼痛，严重者会出现呕吐的情况。

② 舌苔发白，口淡无味，喜欢喝热水。

③ 口吐清水，遇冷易发。

④ 吃进去的食物不消化，容易积食。

脉象▶ 左右手尺脉迟而无力

病因▶ 肾阳亏虚 命门火衰

▼ 症状表现

① 早晨起来会有腰酸背痛、双腿酸软无力的感觉。

② 排便时发现大便量少且不成形，排便时间也不规律。

③ 小便频数，或尿失禁。

④ 女性月经不调、不孕不育；男性睾丸作痛。

来去缓慢

缓脉——如风拂柳

缓脉，去来小驶于迟（《脉经》）。一息四至（戴氏）。如丝在经，不卷其轴，应指和缓，往来甚匀（张太素）。如初春杨柳舞风之象（杨玄操）。如微风轻飐柳梢（滑伯仁）。

——《濒湖脉学》

缓脉的脉象解析

原文

体状诗

缓脉阿阿四至通，柳梢袅袅飐轻风。
欲从脉里求神气，只在从容和缓中。

缓脉 搏动比迟脉稍快一点，一呼一吸刚好四至。缓脉三部有脉，中取明显，也可见于健康人，亦称平缓脉，是脉有胃气的一种表现。缓脉多主脾胃虚弱或湿邪困阻。

缓脉阿阿四至通，柳梢袅袅飐轻风

【解析】句中的"阿阿"是"舒缓"的形容词，"袅袅"是指柔软的东西随风摆动。整句话的意思就是缓脉一息四至，脉象总是舒缓而均匀的，好像是在春风里摇曳不停的柳梢，有一种轻盈柔软的姿态。

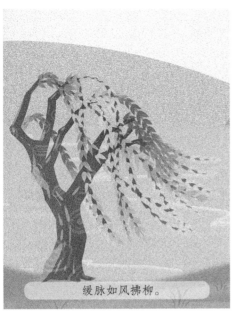

缓脉如风拂柳。

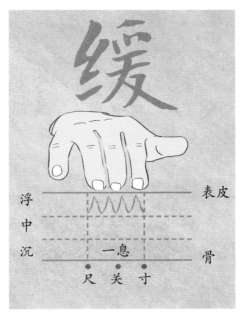

欲从脉里求神气

【解析】不管什么脉象，都要察探是否"有神"。在前面也提过"脉贵有神"，"有神"指的就是脉搏跳动有力而且不快也不慢，频率均匀。如果是脉象时有一止，甚至出现十怪脉，这些都属于无神脉。

只在从容和缓中

【解析】如果要想察知脉中是否有神气，就看脉象是否从容和缓。而缓脉本身就是神气充足的反映，也就是正常和缓的脉象，所以脉的位置也正常。

缓脉有正常脉象和病脉两种情况，病变导致的缓脉有两种原因：一是脾胃虚弱，气血生化不足，血脉失充，则血行缓怠，鼓动无力；二是湿邪困阻，阳气被遏，无力推动气血，则脉来必见怠慢不振，脉道弛缓，有似束缚之象。总之，不同的病情要区别对待。

兼脉主病

缓脉兼浮脉 ▽
卫伤

缓脉兼沉脉 ▽
营弱

缓脉兼细脉 ▽
湿痹

缓脉兼滑脉 ▽
热中

缓脉兼涩脉 ▽
血虚

缓脉兼迟脉、细脉 ▽
阳虚

缓脉应指柔和舒缓，往来节律均匀。

缓脉的病症诊断

主病诗

原文

缓脉营衰卫有余，

或风或湿或脾虚。

上为项强下痿痹，

分别浮沉大小区。

寸缓风邪项背拘，

关为风眩胃家虚。

神门濡泄或风秘，

或是蹒跚足力迁。

解析

缓脉主营气不足、卫气有余之证，可能是伤风、伤湿或脾虚，上部见颈项强直等症，下部见痿痹等症。病理性缓脉也有表里虚实不同，故还应结合脉象的浮、沉、大、小来加以具体区分。

寸部缓脉主外感风邪而致的项背拘急。关部缓脉主肝经不利引起的头目眩晕或胃气虚弱。尺部缓脉可主脾肾阳虚的泄泻或大肠津枯便秘，也可见于肝肾不足引起的两足蹒跚无力，行动缓慢。

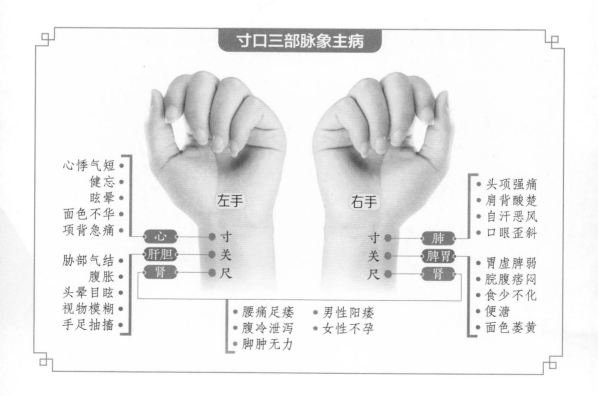

寸口三部脉象主病

心悸气短
健忘
眩晕
面色不华
项背急痛

胁部气结
腹胀
头晕目眩
视物模糊
手足抽搐

左手　心　寸
　　　肝胆　关
　　　肾　尺

右手　寸　肺
　　　关　脾胃
　　　尺　肾

头项强痛
肩背酸楚
自汗恶风
口眼歪斜

胃虚脾弱
脘腹痞闷
食少不化
便溏
面色萎黄

腰痛足痿　男性阳痿
腹冷泄泻　女性不孕
脚肿无力

缓脉典型症状

脉象 ▸ 左手寸脉缓
病因 ▸ 心气不足
心血亏虚

▼ **症状表现**

① 心情比较紧张，坐立难安，感觉有什么事情将要发生，伴随呼吸急促、气不足的症状。
② 容易健忘、眩晕，有时候胸口痛，脖子和背部也会突然疼痛。
③ 面部没有血色，嘴唇和舌头颜色都很淡。

脉象 ▸ 右手寸脉缓
病因 ▸ 风邪伤卫
或上侵头部

▼ **症状表现**

① 头部、颈椎部疼痛，牵拉时疼痛加重，可伴有僵直、麻木；肩背部也经常酸痛不适。
② 不运动也会经常出汗，并且怕风。
③ 有的人会出现口眼歪斜的症状。

脉象 ▸ 左手关脉缓
病因 ▸ 风阳上扰
或肝失疏泄

▼ **症状表现**

① 胁部气结、疼痛，并伴有腹部胀闷不适、头晕目眩、视物模糊等症状出现。
② 肘臂发麻，或出现手足抽搐，牙关紧闭。

脉象 ▸ 右手关脉缓
病因 ▸ 脾胃虚弱

▼ **症状表现**

① 脾胃比较虚弱，食欲减退，饭量较之以往也有所减少，若是进食油腻之物，容易便溏或腹泻。
② 吃的食物不消化，经常打嗝、泛酸。
③ 腹痛喜按，面色萎黄，身体乏力，总喜欢躺着。

脉象 ▸ 左右手尺脉缓
病因 ▸ 脾肾阳虚
或肝肾不足

▼ **症状表现**

① 腰膝冷痛，下肢浮肿，腿脚软弱无力。
② 小腹冷痛，容易腹泻；小便不利，淋漓不尽。
③ 男性阳痿不举，精冷不育；女性宫寒不孕。

往来艰涩

涩脉——如刀刮竹

涩脉，细而迟，往来难，短且散，或一止复来（《脉经》）。参伍不调（《素问》）。如轻刀刮竹（《脉诀》）。如雨沾沙（《通真子》）。如病蚕食叶。

—— 《濒湖脉学》

涩脉的脉象解析

原文

体状诗

细迟短涩往来难，散止依稀应指间。
如雨沾沙容易散，病蚕食叶慢而艰。

涩脉 多在中取或沉取时才能体会出来。脉形细，脉势滞涩不畅，缓而不匀。涩脉一般主气滞、血瘀、痰浊等实证，不过若虚证导致气血运行不畅也会出现涩脉。

尾俱短，不能满部，而且脉象浮大，虚散无根，脉律不齐，参差错杂，时有一止。涩脉在体悟时可主要通过艰涩不畅的脉势来感觉。

细迟短涩往来难

【解析】涩脉细而迟缓，涩滞不畅，往来艰难，这种感觉就像用很轻的刀片去刮竹子。涩脉的脉体首

散止依稀应指间

【解析】涩脉在诊脉时，指下的感觉与散脉相似，而且涩脉的脉象很难摸清，所以需要认真寻按。涩脉脉力有时细弱，贴近皮肤，有时不减，在脉管的正常位置。

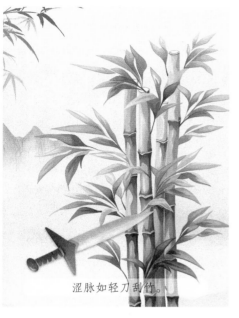

涩脉如轻刀刮竹。

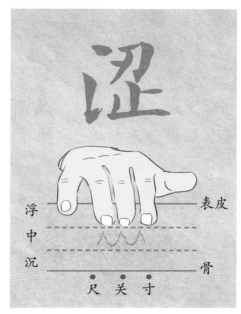

如雨沾沙容易散，病蚕食叶慢而艰

【解析】涩脉就像是细雨落在沙土上的感觉，稍按即散；又像是生病的蚕在吃桑叶一样，缓慢而艰难。细雨落在沙土上，不一会儿就会被沙土吸收，然后因雨潮湿而凝聚起来的沙土又很快会分散开，这说明涩脉有散漫不聚且涩而不流的特点。而生病的蚕在吃桑叶也形象地说明了涩脉迟缓艰涩的特点。

相类诗

参伍不调名曰涩，
轻刀刮竹短而难。
微似秒芒微软甚，
浮沉不别有无间。

【解析】脉来迟滞而三五不调匀的称为"涩脉"，好似轻刀刮竹的样子，极其短涩不爽利。微脉如禾芒般微细软弱，无论在浮部或沉部，都似有似无的，摸不清楚。

相似脉特点

涩脉▽
往来艰涩

微脉▽
似有似无

形细而行迟，
往来艰涩不畅，
缓而不匀。

涩脉的病症诊断

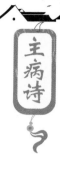

主病诗

原文

涩缘血少或伤精，
反胃亡阳汗雨淋。
寒湿入营为血痹，
女人非孕即无经。
寸涩心虚痛对胸，
胃虚胁胀察关中。
尺为精血俱伤候，
肠结溲淋或下红。

解析

　　涩脉可因营血虚少、精液损伤所致，或因反胃呕吐、大汗伤津亡阳所致，也可因寒湿邪气入于营血，导致血脉痹阻。若是女性见涩脉，不是怀孕便是闭经。

　　寸部涩脉可主心血虚损而见胸部疼痛；关部涩脉可主脾胃虚弱，肝失疏泄导致两胁气滞胀满；尺部涩脉多主下焦精血两伤，可见肠结便秘、小便淋沥、大小便出血等症。

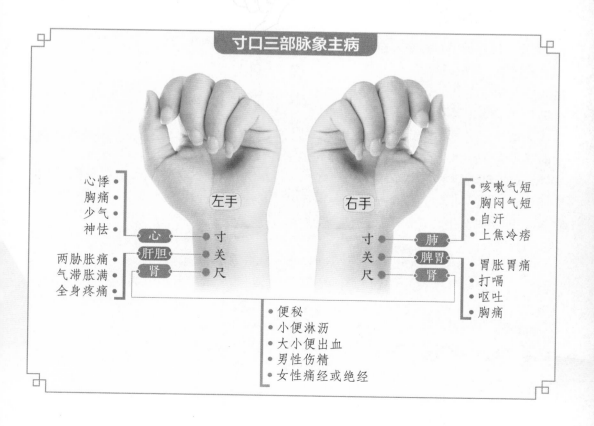

寸口三部脉象主病

左手
- 心悸
- 胸痛
- 少气
- 神怯
　心 —— 寸
- 两胁胀痛
- 气滞胀满
- 全身疼痛
　肝胆 —— 关
　肾 —— 尺

右手
- 咳嗽气短
- 胸闷气短
- 自汗
- 上焦冷痞
　寸 —— 肺
　关 —— 脾胃
　尺 —— 肾
- 胃胀胃痛
- 打嗝
- 呕吐
- 胸痛

- 便秘
- 小便淋沥
- 大小便出血
- 男性伤精
- 女性痛经或绝经

涩脉典型症状

脉象 ▶ 左手寸脉涩
病因 ▶ 心血亏虚
　　　　 心脉痹阻

▼ **症状表现**
① 容易心悸、心慌，胸口憋闷、疼痛。
② 说话时没有力气，神气怯弱。

脉象 ▶ 右手寸脉涩
病因 ▶ 肺气不宣

▼ **症状表现**
① 喉咙发痒有想咳嗽的感觉，咳嗽的声音比较大，会伴随有咳白痰的情况，痰量较少。
② 身体不自觉出汗，还会经常上不来气，胸闷气喘。
③ 出现肩背部怕冷、肩臂疼痛的症状。

脉象 ▶ 左手关脉涩
病因 ▶ 肝气郁滞

▼ **症状表现**
① 胁部有积块、胀痛，郁闷而满。
② 全身出现疼痛、麻木。

脉象 ▶ 右手关脉涩
病因 ▶ 脾虚胃寒

▼ **症状表现**
① 胃部冷痛，痞满隐痛，脘腹部也有胀闷感。
② 吃的东西很少，出现恶心、呕吐、打嗝，朝食暮吐，或暮食朝吐，宿食不化。
③ 胸膈疼痛，痛如锥刺，食入复吐，饮水难下，大便干硬色黑。
④ 有的人会呕吐痰涎或紫血。

脉象 ▶ 左右手尺脉涩
病因 ▶ 肾精血两伤

▼ **症状表现**
① 浑身酸软无力，尤以两腿为甚，好像支撑不住身体一样。
② 若是男性，可见阳痿、早泄或不育等；若是女性，可见经量减少、痛经，甚至绝经、不孕等。
③ 肠燥便秘，小便淋沥涩痛，或二便出血。

时有中止，止无定数

结脉——时而一止

结脉，往来缓，时一止复来（《脉经》）。

—— 《濒湖脉学》

结脉的脉象解析

原文

结脉缓而时一止，独阴偏盛欲亡阳。
浮为气滞沉为积，汗下分明在主张。

结脉 脉来缓慢，在搏动时会不定时暂停。结脉的脉力有时比平脉强，其位置也会比较深，有时也会忽强忽弱，位置也会因病情的不同而略有不同，因此取脉时需要认真寻按。结脉为阴寒内盛，阳气欲亡之象。

结脉缓而时一止

【解析】结脉的脉象搏动非常缓慢，不时地会发生一次歇止。脉位居中，一息不足四至（1分钟60次以下）。结脉虽属于病脉，但是在健康人的身上也会出现，比如在过于激动、过度劳累、酗酒、熬夜、饮用大量浓茶或咖啡时就容易出现结脉，一般经过休息后，结脉的脉象会消失。

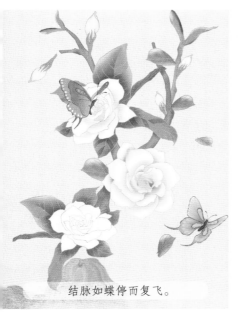

结脉如蝶停而复飞。

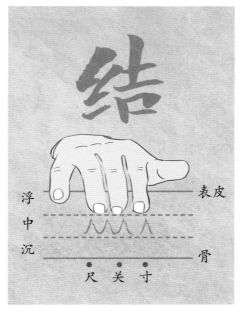

独阴偏盛欲亡阳

【解析】结脉之所以出现"缓而时一止"的脉象，是因为体内阴寒过重，邪气郁结于体内，身体阳气亏虚，导致血流不畅，心阳涩滞。阴气内盛，故脉来缓慢；痰瘀内结，血脉时阻，故脉常歇止。

脉来缓慢，
时有一止，
止无定数。

浮为气滞沉为积，汗下分明在主张

【解析】如果脉象浮兼有结脉，这是气滞；如果脉象沉兼有结脉，这是积聚。气滞和积聚多是因为经络寒邪过重，导致气机不通，在治疗时要辨证分明，因证施治。

气滞适宜用辛温之品发汗来散去身体表层的寒气；积聚适宜用泻下之品来散结开郁。

另外，因气血渐衰、气亏血阻而导致的结脉，在治疗时主要以温中散寒、健脾为主。如果是因痰饮、食积而导致的结脉，在治疗时要以消食、化痰为主。

兼脉主病

结脉兼浮脉 ▽
寒邪滞经

结脉兼沉脉 ▽
积气在内

结脉兼滑脉 ▽
老痰

结脉兼数脉 ▽
热盈

结脉的病症诊断

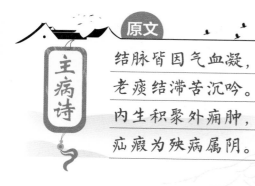

原文

主病诗

结脉皆因气血凝，
老痰结滞苦沉吟。
内生积聚外痈肿，
疝瘕为殃病属阴。

解析

出现结脉都是气血凝滞不通所致，可见老痰结滞于内，气血不通而痛的症状，令患者苦痛呻吟。结脉主体内生积聚，体表发生痈肿，以及疝瘕等属阴的病变。

结脉属于阴寒之症，体内阴邪过重，对气机产生阻碍作用，气血阻滞，从而产生结脉。

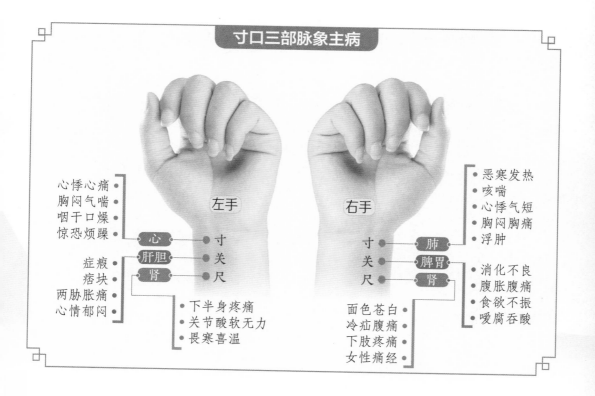

寸口三部脉象主病

左手

心悸心痛
胸闷气喘
咽干口燥
惊恐烦躁 • 心 — 寸

症瘕 • 肝胆 — 关
痞块 •
两胁胀痛 • 肾 — 尺
心情郁闷

• 下半身疼痛
• 关节酸软无力
• 畏寒喜温

右手

• 恶寒发热
• 咳喘
• 心悸气短
• 胸闷胸痛
• 浮肿

寸 — 肺
关 — 脾胃
尺 — 肾

• 消化不良
• 腹胀腹痛
• 食欲不振
• 嗳腐吞酸

面色苍白 •
冷疝腹痛 •
下肢疼痛 •
女性痛经 •

结脉典型症状

🔹**脉象**▸左手寸脉结

🔹**病因**▸心阳不足
　　　　寒痰淤阻

🔻*症状表现*

① 胸中憋闷，心悸突发，并伴有气喘、心前区刺痛。

② 经常咽干口燥，有时候会有惊恐、烦躁的感觉。

🔹**脉象**▸右手寸脉结

🔹**病因**▸肺气不足
　　　　寒凝阻滞

🔻*症状表现*

① 感受风寒，出现恶寒发热、无汗、咳喘、痰多稀白、浮肿的症状。

② 浑身感觉疼痛，并有胸闷气短、胸痛心悸、干呕的症状。

🔹**脉象**▸左手关脉结

🔹**病因**▸肝气郁结
　　　　气滞血瘀

🔻*症状表现*

① 经常感觉闷闷不乐，情绪不稳定。

② 症瘕、积聚、痞块、肿物等，结聚两胁肋部，两胁感觉胀痛不适。

🔹**脉象**▸右手关脉结

🔹**病因**▸脾失健运
　　　　水停中焦

🔻*症状表现*

① 脘腹胀满，水饮在肠，辘辘有声，呕吐痰涎，口渴不欲饮，水入即吐。

② 消化不良，不想吃饭，经常打嗝、吐酸水，舌苔白滑，并有便秘的情况。

③ 背部感觉很冷，并经常感觉头晕目眩。

🔹**脉象**▸左手尺脉结

🔹**病因**▸肝肾阴亏

🔻*症状表现*

① 腰、股、胫、膝、踝疼痛沉重，畏寒喜温。

② 有的人下肢痿痹，膝、踝、足等关节软弱无力、麻木，腰背酸软无力、疼痛。

🔹**脉象**▸右手尺脉结

🔹**病因**▸阴寒邪盛
　　　　滞留经脉

🔻*症状表现*

① 面色苍白，冷疝腹痛，喜温恶寒，下肢关节疼痛。

② 女性月经期间小腹痛，月经不调。

数脉类

脉来急促

数脉——如马奔腾

数脉，一息六至（《脉经》）。脉流薄疾（《素问》）。

——《濒湖脉学》

数脉的脉象解析

原文

体状诗 数脉息间常六至，阴微阳盛必狂烦。
浮沉表里分虚实，惟有儿童作吉看。

数脉 脉位比较浅表，很容易触碰到。脉速较快，可见每分钟跳动 90~130 次。数脉多主热证，跳动有力为实热，跳动无力为虚热。诊脉时，数脉常与其他脉象并见。

数脉息间常六至

【解析】数，是脉率很快的意思。一般健康人的脉搏，一呼一吸，总是在四至或五至，如果超过，便是数脉了。数脉一息六至，也就是一息之间脉搏跳动 6 次，这是血脉中脉气流动急迫的缘故。

阴微阳盛必狂烦

【解析】数脉主阴虚或阳盛而导致的热证，邪热扰动心神，故见心烦，甚或狂躁。数脉形成的原因有两种：一是由于体内邪热过盛，灼伤了体内的阴液；二是由于久病身体亏虚，阴液不足以制阳，导致虚热内生。

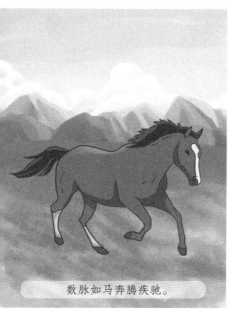

数脉如马奔腾疾驰。

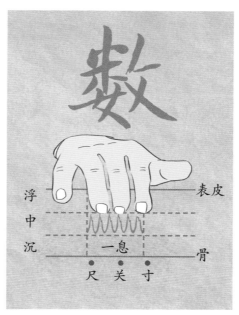

浮
中
沉

表皮

一息

骨

尺 关 寸

浮沉表里分虚实

【解析】诊察到数脉时，还应该分清部位的深浅和力度的强弱。浮数为表热，沉数为里热；数而有力为实热，数而无力为虚热。

惟有儿童作吉看

【解析】数脉虽然是病脉，但是也会出现在健康人的身上，比如，在儿童身上诊到数脉，就是正常现象。一般来说，儿童的精力比较旺盛，新陈代谢也比较快，再加上胸腔小，肺容量也相对较小，身体需要更多血液供应，而心脏每次喷出的血液量有限。因此，只有增加心跳次数才能补偿不足，

数脉一息六至。

所以儿童心率较快。另外，在运动、饮酒后，或者情绪激动的时候，也会出现数脉，休息之后一般会恢复正常。

相类诗

数比平人多一至，
紧来如索似弹绳。
数而时止名为促，
数见关中动脉形。

【解析】数脉与常脉相比较，每一息多一至。脉来绷急如牵绳转索者称为"紧脉"；数脉见无规律间歇者称为"促脉"；关部见数脉者则称为"动脉"。

相似脉特点

数脉▽
脉来频数

紧脉▽
脉势绷急

促脉▽
数而歇止

动脉▽
滑数有力

数脉的病症诊断

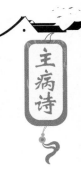

主病诗

原文

数脉为阳热可知，

只将君相火来医。

实宜凉泻虚温补，

肺病秋深却畏之。

寸数咽喉口舌疮，

吐红咳嗽肺生疡。

当关胃火并肝火，

尺属滋阴降火汤。

解析

数脉主热证故属阳，多表现为心经、肾经的火热。实火脉来数大有力，虚火脉来数细无力。实火宜凉宜泻，虚火当温当补。肺病伤阴的人在秋季最怕见到数脉，因秋天燥气较盛，肺为娇脏，肺热本已伤阴，加之秋燥伤肺，自然病势愈重。

寸部的数脉主上焦病变，故多见咽喉肿痛、口舌生疮，或咳嗽吐血、肺生脓疡。左关脉数多为肝火上炎，右关脉数常常是胃火内盛。尺部脉数多主下焦火热燔灼，应采用滋阴降火的方药治疗。

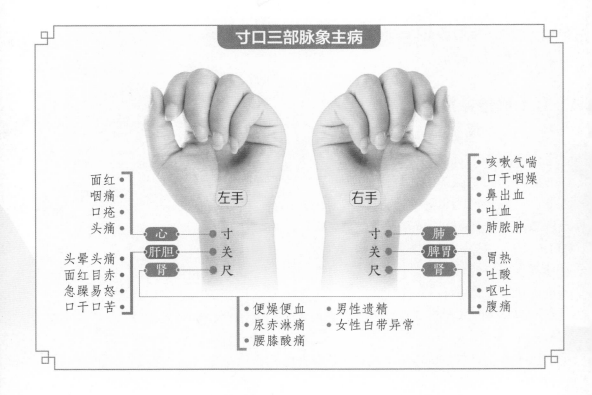

寸口三部脉象主病

左手

面红•
咽痛•
口疮•
头痛•
　　　心 — 寸
　　　肝胆 — 关
　　　肾 — 尺
头晕头痛•
面红目赤•
急躁易怒•
口干口苦•

右手

咳嗽气喘•
口干咽燥•
鼻出血•
吐血•
肺脓肿•
寸 — 肺
关 — 脾胃
尺 — 肾
胃热•
吐酸•
呕吐•
腹痛•

• 便燥便血　　• 男性遗精
• 尿赤淋痛　　• 女性白带异常
• 腰膝酸痛

数脉典型症状

🔵 **脉象** ▸ 左手寸脉数
🔴 **病因** ▸ 心火上炎

▼ **症状表现**

① 咽喉肿痛、口舌生疮，口腔内可见溃疡。

② 面色发红，是一种不健康的潮红；舌尖可见红色。

③ 容易头痛、目眩。

🔵 **脉象** ▸ 右手寸脉数
🔴 **病因** ▸ 风热犯肺

▼ **症状表现**

① 咳嗽气喘，并有胸闷、胸痛的感觉，伴有口干咽燥、鼻燥、鼻出血。

② 咳吐黄痰或脓血，或痰中带血。

③ 体温比较高，打寒战，并伴有口渴、汗出的情况，严重者会发展为肺脓肿。

🔵 **脉象** ▸ 左手关脉数
🔴 **病因** ▸ 肝火上炎

▼ **症状表现**

① 情绪容易激动，更容易发火，导致头晕头痛。

② 嘴巴里老觉得发酸、发干、发苦；面色发红，眼睛发红、干涩、疼痛；舌头两边和舌尖发红。

③ 睡眠状况不好，入睡困难，多梦，同时感觉身体特别热。

🔵 **脉象** ▸ 右手关脉数
🔴 **病因** ▸ 胃火内盛

▼ **症状表现**

① 胃口比之前好，饭量明显增大，吃完后很快就会觉得饥饿，体重一般正常或偏轻。

② 经常会觉得口渴，喜欢喝冷饮，嘴唇干燥，严重者会皲裂、起皮。

③ 胃部感觉热，经常呕吐、吐痰，还有口臭。

🔵 **脉象** ▸ 左右手尺脉数
🔴 **病因** ▸ 下焦湿热

▼ **症状表现**

① 腰膝酸痛，腰部和背部屈伸不利；晚上睡觉有盗汗的情况，手心和脚心发烫。

② 排尿困难，涩痛，排尿时感觉尿液发热、发黄；大便干燥、不畅，带有便血。

③ 男性遗精；女性白带异常。

脉流薄疾

疾脉①——脉来急疾

六至以上，脉有两称，或名曰疾，或名曰极，总是急速之脉，数之甚者也。

—— 《脉诀汇辨》

疾脉的脉象解析

体状诗 **原文**

疾为急疾，数之至极。
七至八至，脉流薄疾。

疾脉 是脉搏跳动非常迅速的脉象，一息七八至，即每分钟跳动 120~140 次，但是出现情况较少，多属危候。

疾为急疾，数之至极

【解析】疾脉的脉搏跳动迅速，快到极致。指下脉象的搏动可能细软无力，这是因为真阴竭于下，阳亢于上，阴竭阳浮，见于元气将绝。但是也可能强而有力，这是因为阳热盛极，阴气将绝，见于极热病症。

七至八至，脉流薄疾

【解析】疾脉具体有多快呢？古代并没有手表，所以在计算时间时一般采取一息来计算，平脉一般一息四至，而疾脉一息七八至，也就是医生一次正常呼吸，患者的脉搏已经跳了七八次，可以说是快到极致了。

脉来急疾，
一息七八至。

相似脉特点

疾脉 ▽
数脉之极，一息七八至

数脉 ▽
多见一息六至

① "疾脉"并非《濒湖脉学》中所载，是在之后的脉学发展中新补充的一种脉象。本书将疾脉也收录其中，供脉诊初学者了解和学习。

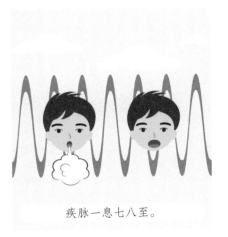

疾脉一息七八至。

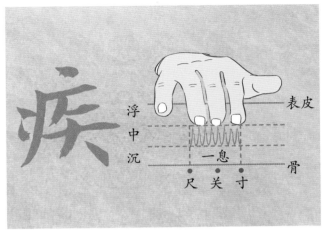

疾脉的病症诊断

原文

主病诗

疾为阳极，阴气欲竭；

脉号离经，虚魂将绝；

渐进渐疾，旦夕殒灭。

左寸居疾，弗戢自焚；

右寸居疾，金被火乘。

左关疾也，肝阴已绝；

右关疾也，脾阴消竭。

左尺疾兮，涸辙难濡；

右尺疾兮，赫曦过极。

解析

出现疾脉一般为急性热病，阳气太盛，损害阴气，或者虚损劳伤、长期慢性病，损害了阴气。遇到这种脉象要小心了，可能有生命危险。

如果在左手寸部切到疾脉，表明心火炎盛，不能敛藏，如果不及时治疗，可能会危及生命。在右手寸部切到疾脉，说明心病波及肺。火克金，心火过盛，肺被过分克制，可能出现肺系疾病，此时在治疗时不仅要治疗肺系疾病，同时也要兼顾降心火。

左关脉疾，显示肝阴已绝，因为阴不能敛阳，阳浮越于外；右关脉疾，表明阴已经耗竭，不能潜藏阳气，出现脾阴耗竭之征。

左尺脉疾，乃肾阴枯竭不能濡润全身；右尺脉疾，是孤阳独亢上越过极。

数而歇止

促脉——如疾马失蹄

促脉，来去数，时一止复来（《脉经》）。如蹶之趣[1]，徐疾不常（黎氏）。

——《濒湖脉学》

促脉的脉象解析

体状诗 【原文】

促脉数而时一止，此为阳极欲亡阴。
三焦郁火炎炎盛，进必无生退可生。

促脉 搏动来去都比较快，和数脉有些相似。不过促脉跳动没有一定的规律，随时都可能出现间歇，就像奔驰的马突然跌倒一样。促脉的脉位居中，脉力、脉体与正常脉象也没有太大区别，只是有时会因病情差异而略有区别。促脉主阳盛热结或邪实阻滞之证。

促脉数而时一止

【解析】促脉脉象急数，时有一止，随即又恢复跳动；或者是指下感觉脉来频数，一息五至以上。促脉与数脉关系密切，促脉的实质就是数脉出现了"时一止"的变化。

①如蹶之趣：像腿脚不利之人快步行走一样。

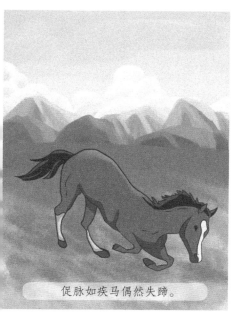

促脉如疾马偶然失蹄。

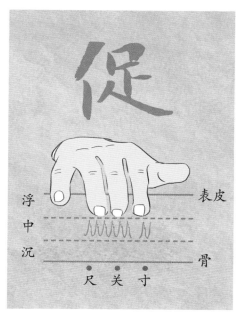

此为阳极欲亡阴

【解析】促脉出现"数而时一止"的脉象，是因为体内热邪过盛或者有实邪阻遏。阳邪过盛，就会加速血液的流动，使得脉搏加快。同时热邪也会灼烧人体内的阴液，造成津血虚少、心气受损。如果有实邪阻遏，则气血流通不畅，气虚无力外鼓，也无力推动血行，故而脉时有停止。

三焦郁火炎炎盛

【解析】体内邪热过盛或是有实邪阻碍，则是因为三焦郁火内积。

进必无生退可生

【解析】如果诊脉时，促脉的歇止次数慢慢增加，表明身体的状况在逐渐恶化；如果身体的歇止次数慢慢减少，表明病情在向好的方向发展。因为歇止次数的增加，表明体内的邪热越发强盛而阴液越发减少，会导致全身功能活动严重衰竭。而歇止次数的减少，则表明人体的阴阳趋于调和，阴阳调和，身体就能慢慢康复。

兼脉主病

促脉兼浮脉 ▽
阳明热盛

促而洪实有力 ▽
邪滞经络

促而无力细小 ▽
虚脱、心力衰竭、
阴阳不相接续

脉来数，时而一止，止无定数。

促脉的病症诊断

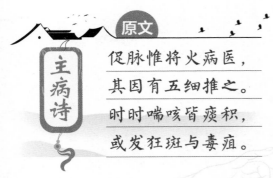

原文

主病诗

促脉惟将火病医，
其因有五细推之。
时时喘咳皆痰积，
或发狂斑与毒疽。

解析

出现促脉只能按三焦火热内盛而有郁积医治。病的起因有气、血、痰、饮、食积五种，应详加推敲。如见时时咳嗽、喘逆、痰涎壅盛等症状都因痰积；若神志失常狂乱，热毒入营，肌肤发斑，或出现毒疽的，都因火热炽盛所致。

寸口三部脉象主病

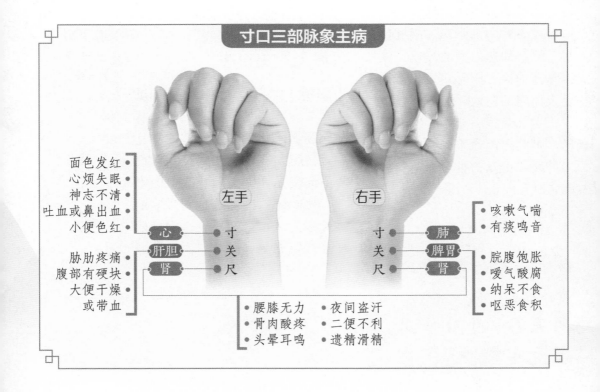

面色发红
心烦失眠
神志不清
吐血或鼻出血
小便色红

胁肋疼痛
腹部有硬块
大便干燥
或带血

心 — 寸
肝胆 — 关
肾 — 尺

左手 右手

寸 — 肺
关 — 脾胃
尺 — 肾

咳嗽气喘
有痰鸣音

脘腹饱胀
嗳气酸腐
纳呆不食
呕恶食积

• 腰膝无力　• 夜间盗汗
• 骨肉酸疼　• 二便不利
• 头晕耳鸣　• 遗精滑精

促脉典型症状

脉象▶左手寸脉促而有力

病因▶心火亢盛

▼ **症状表现**

① 面色发红，并且心中烦热，晚上睡觉不踏实。

② 小便颜色发红，有的人神志不清、胡言乱语，甚至表现出狂躁、激动；有的人会出现吐血或鼻出血的症状。

脉象▶右手寸脉促

病因▶痰热壅肺

▼ **症状表现**

咳嗽与喘息并见，一般可见喉咙里有痰存在，能听到喉咙有痰鸣音。

脉象▶左手关脉促

病因▶肝气郁滞血行淤阻

▼ **症状表现**

① 胁肋疼痛如刺，按之痛剧，晚上疼痛加剧。

② 有的人腹部可以摸到硬块。

③ 大便不顺畅，比较干燥，有的甚至大便带血。

脉象▶右手关脉促

病因▶食滞不消损伤脾胃

▼ **症状表现**

① 脘腹胀饱，呼出来的气有酸臭味。

② 消化不好，食欲下降，不想吃饭。

③ 严重者会出现黄疸、痞块、臌胀、恶心呕吐、积食。

脉象▶左右手尺脉促

病因▶肾精阴亏

▼ **症状表现**

① 腰部和膝盖酸软无力，骨肉酸疼，伴随有面红、头晕、耳鸣、夜间盗汗的症状出现。

② 若是男性，可见遗精、滑精等男科病症。

③ 排尿时尿道有烧灼感以及刺痛感；大便时有带血的情况。

滑数有力

动脉——形短如豆

动，乃数脉见于关上下，无头尾，如豆大，厥厥①动摇。

——《濒湖脉学》

动脉的脉象解析

原文

动脉摇摇数在关，无头无尾豆形团。
其原本是阴阳搏，虚者摇兮胜者安。

动脉 属于数脉的一种，一息五至以上，是一种非常特殊的脉形。动脉脉位虽短但应指明显，摇动不休。动脉多见于惊恐、疼痛之症。一般来说，出现动脉表明心脏病已经比较严重了，最好及时就医治疗。

动脉摇摇数在关

【解析】这句诗直译是说，动脉摇动不休，一息六至，只见于关上。但动脉只见于关上其实是旧时的错误说法，是后人对前人文献的错误解读，其实在寸关尺三部都能诊到动脉。动脉比较偏沉，浮取不太明显，中取或重取时脉体和脉力均接近正常脉，只有用力寻按，指尖才能感受到震荡之意，但时间很短暂。

---

①厥厥：短的样子。

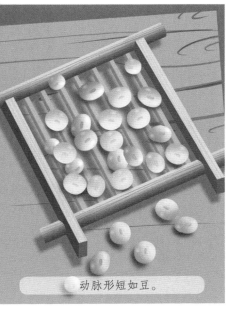

动脉形短如豆。

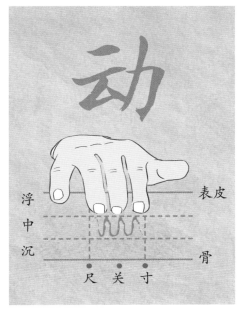

无头无尾豆形团

【解析】动脉的脉象摸起来坚紧有力，无头无尾地突出一点，恰似豆粒一样跃动，应指明显。

其原本是阴阳搏

【解析】出现动脉的原因是阴阳两气相互搏结，脉气不能贯通三部。如果是阳虚不能固外，那么就会出汗；如果是阴虚阳盛，说明就要发热；如果既不出汗也不发热，而是出现形寒畏冷的症状，便是因为三焦阳气受伤，不能达到外部造成的。

虚者摇兮胜者安

【解析】阴阳两气相互搏击，虚的一方脉气坚紧有力，如豆大摇动，胜的一方脉气安静。动脉会有摇动的感觉，是因为惊恐慌张或疼痛气结，导致气血紊乱，失去制约，气血在脉道中冲击，脉管随着气血的窜动，呈现出滑数有力的脉象。

兼脉主病

动脉兼滑脉 ⊘
痰湿证

动脉兼数脉 ⊘
热证

动脉兼弱脉 ⊘
惊悸

动脉兼实脉 ⊘
为痛为痹

动脉兼虚脉 ⊘
失精

动脉兼浮脉 ⊘
表邪

脉形如豆，滑数有力，摇摆不定。

动脉的病症诊断

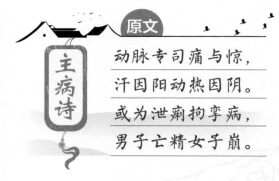

主病诗

原文

动脉专司痛与惊，
汗因阳动热因阴。
或为泄痢拘挛病，
男子亡精女子崩。

解析

动脉多主寒胜于阳的疼痛和气乱窜扰的惊悸，或阳不胜阴的自汗和阴不胜阳的发热，或脾胃不和、寒热杂处的腹泻和脏腑传化失职的痢疾，或阴寒邪盛、经气受伤的经脉拘挛和阴虚阳盛的男子亡精、女子血崩等症。

总而言之，动脉的出现不外乎阴和阳两方相互搏击，有所偏盛偏衰的结果。

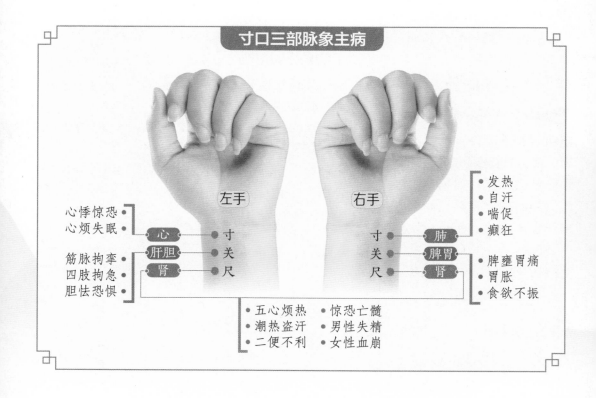

寸口三部脉象主病

左手

心悸惊恐·
心烦失眠·
　· 心　 · 寸

筋脉拘挛· 肝胆 · 关
四肢拘急·
胆怯恐惧· 肾 · 尺

右手

· 发热
· 自汗
· 喘促
· 癫狂
寸 · 肺

关 · 脾胃 · 脾壅胃痛
尺 · 肾 · 胃胀
· 食欲不振

· 五心烦热 · 惊恐亡髓
· 潮热盗汗 · 男性失精
· 二便不利 · 女性血崩

动脉典型症状

脉象 ▶ 左手寸脉动
病因 ▶ 惊恐伤胆　心神受累

▼ 症状表现
① 心脏不舒服，可见心跳加速、呼吸急促，伴随有惊恐不安的情况。
② 晚上睡不好觉，心里烦乱，入睡也比较困难。

脉象 ▶ 右手寸脉动
病因 ▶ 肺气大衰　卫阳不固

▼ 症状表现
① 身体发热，不运动也会出汗。
② 呼吸急促，容易气喘。
③ 严重者会出现大汗淋漓、癫狂的情况。

脉象 ▶ 左手关脉动
病因 ▶ 惊恐伤胆　经脉拘急

▼ 症状表现
① 肌肉紧张、僵硬，容易抽筋。
② 非常胆怯、害怕，紧张的时候容易四肢抽搐、疼痛。

脉象 ▶ 右手关脉动
病因 ▶ 经脉不通　胃肠痉挛

▼ 症状表现
① 胃部胀痛，阵发性加重。
② 出现呃逆、呕吐、腹泻等胃肠不适症状。

脉象 ▶ 左右手尺脉动
病因 ▶ 肾阴不足　阴阳失和

▼ 症状表现
① 自觉体表烦热不适，口干，手心和脚心也都发烫；入睡比较困难，有盗汗的症状。
② 若是男性，可见早泄、遗精、滑精等男科病症；若是女性，可见血崩等症状。
③ 二便不利，并有惊恐、拘挛的情况出现。

虚脉类

举之无力

虚脉——如谷无边

虚脉，迟大而软，按之无力，隐指豁豁然空（《脉经》）。

——《濒湖脉学》

虚脉的脉象解析

原文

体状相类诗

举之迟大按之松，脉状无涯类谷空。
莫把芤虚为一例，芤来浮大似慈葱。

虚脉 搏动迟缓，浮大而软，稍加重按便全然无力，隐隐搏动于指下，按之忽然空虚。虚脉脉位表浅，浮取即可。虚脉主虚证，多见于气血两虚。迟而无力多阳虚，数而无力多阴虚。

举之迟大按之松

【解析】虚脉摸起来的感觉是软软的，有一种迟缓的感觉，因为它的脉象是浮大的。如果稍稍用力往下按，会感觉脉管空空，像没有力气一样。虚脉的搏动力量软弱，寸关尺三部和浮中沉三候均无力，是脉管内充盈度不足的体现。

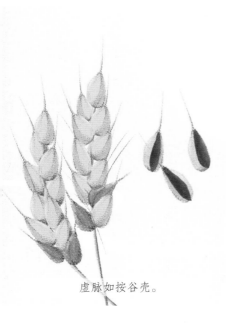

虚脉如按谷壳。

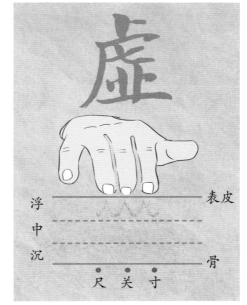

脉状无涯类谷空

【解析】虚脉按下去感觉指下豁然空虚，脉管空空的。这样的脉象与气虚或血虚相关。若是气虚甚或阳虚，因没有足够的力气去推动血液的运行，血液搏击无力，就呈现出虚的脉象。若是血虚甚或阴虚之候，因血不足以充盈脉管，自然也会呈现虚象。

莫把芤虚为一例

【解析】芤脉与虚脉相似，都有浮、大、空的特点。所谓"浮"，是说这两种脉都可以通过浮取的方式诊到；"大"的意思是说这

三部脉举之无力，
按之空虚。

两种脉象的脉体都比常脉要大一点；"空"就是说这两种脉的脉管摸起来都有一种不满、不充盈的感觉，搏动也是无力的。但是并不能因此就将这两种脉象混为一谈，它们是不同的两种脉象，而且各有特点。

芤来浮大似慈葱

【解析】芤脉虽然浮大，但是芤脉的脉管是圆的，它的无力更多体现在中间，两边还是相对有力的，所以按起来能感觉到中间空而两边实，古人将其比喻为如按葱管。而虚脉的脉管是扁的，按起来是豁然空虚的感觉，它的整体是无力的，搏动的力量很小，寻脉的时候也应仔细诊察才能诊到。

兼脉主病

虚脉兼浮脉 ▽
气虚

虚脉兼涩脉 ▽
血虚

虚脉兼数脉 ▽
阴虚

虚脉兼尺脉 ▽
阳虚

虚脉兼软脉 ▽
表虚自汗

虚脉的病症诊断

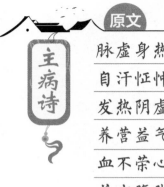

主病诗

原文

脉虚身热为伤暑，
自汗怔忡惊悸多。
发热阴虚须早治，
养营益气莫蹉跎。
血不荣心寸口虚，
关中腹胀食难舒。
骨蒸痿痹伤精血，
却在神门两部居。

解析

脉虚身热多因外伤暑邪，耗气伤津所致，可见卫气不固的自汗，心虚血少的怔忡，心神虚怯的惊悸。阴虚内热须及早医治，养阴益气莫失时机。

寸部虚脉可主阴血不足，而见血虚心失所养之症。关部虚脉可主脾胃虚损不能运化，而见腹胀食滞等症。而两尺部的虚脉可主精血亏损，而见骨蒸劳热、痿痹等症。

虚脉的脉象三部脉举之无力，主病为虚证。

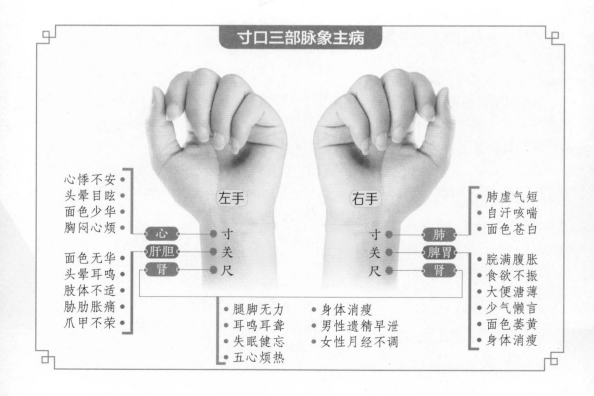

寸口三部脉象主病

左手

- 心悸不安
- 头晕目眩
- 面色少华
- 胸闷心烦

心 —— 寸

- 面色无华
- 头晕耳鸣
- 肢体不适
- 胁肋胀痛
- 爪甲不荣

肝胆 —— 关
肾 —— 尺

- 腿脚无力
- 耳鸣耳聋
- 失眠健忘
- 五心烦热
- 身体消瘦
- 男性遗精早泄
- 女性月经不调

右手

寸 —— 肺

- 肺虚气短
- 自汗咳喘
- 面色苍白

关 —— 脾胃
尺 —— 肾

- 脘满腹胀
- 食欲不振
- 大便溏薄
- 少气懒言
- 面色萎黄
- 身体消瘦

虚脉典型症状

脉象▶左手寸脉虚
病因▶心气血两虚

▼症状表现
① 心跳加速，惶恐不安，胸口有憋闷感，心中烦热。
② 经常头晕眼花，有时候还会出现耳鸣。
③ 面色看起来比较苍白，没有气色，口唇和舌头的颜色都比较淡。

脉象▶右手寸脉虚
病因▶肺气亏虚

▼症状表现
① 咳嗽乏力，气短，咳嗽时间长。
② 容易出虚汗，害怕受风，一受风就感觉寒冷、打寒战；对于天气冷热变化比较敏感，很容易感冒，流感爆发时也容易被感染。
③ 面色比较苍白，容易受到惊吓。

脉象▶左手关脉虚
病因▶肝血不足

▼症状表现
① 面色苍白，没有精神，偶有头晕、目眩、耳鸣；指甲、头发没有光泽，可能出现灰指甲。
② 肌肉松弛无力，肢体关节麻木；有的人容易抽筋。
③ 女性月经比较少，甚至闭经。
④ 胁肋部经常胀痛不适，心情比较烦闷。

脉象▶右手关脉虚
病因▶脾胃虚弱

▼症状表现
① 食欲不好，食后脘腹胀满，经常消化不良，大便溏薄。
② 不爱说话，干什么事情都没有力气，四肢倦怠。
③ 整个人看上去比较消瘦，面色萎黄没有光泽，舌淡苔白。

脉象▶左右手尺脉虚
病因▶肾阴、肾精亏虚

▼症状表现
① 耳鸣，严重者会完全听不到任何声音；经常失眠、记忆里不好。
② 身体消瘦、腿脚无力，五心烦热、盗汗，睡觉时说梦话、磨牙。
③ 若是男性，可见遗精、早泄等男科症状；若是女性，可见经少或闭经等妇科症状。

极细而软

微脉——如汤上浮油

微脉，极细而软，按之如欲绝，若有若无（《脉经》）。细而稍长（戴氏）。

—— 《濒湖脉学》

微脉的脉象解析

原文

微脉轻微瞥瞥①乎，按之欲绝有如无。
微为阳弱细阴弱，细比于微略较粗。

微脉 的脉体极细又极软，稍用力按，隐隐约约、似有似无。如果是久病者见微脉，说明正气将绝，回天乏力。如果新病者见微脉，并且表现为阳气暴脱，也是危急状况，要多加注意。初学者在学习微脉时容易误诊，要多留意。

微脉轻微瞥瞥乎，按之欲绝有如无

【解析】微，有细软、不明显的意思。微脉的脉体细小，搏动无力，位居浅表，在皮肉之间。张仲景形容微脉"瞥瞥如羹上肥者"，意思是微脉就像漂在肉汤上的浮油。浮取时能感受到应指点，但也是极其细微，想要细细感知，又会发现应指点消失了。中取或沉取时，指下脉体若有若无，模糊不清，并且也很难数清楚微脉一息有多少至。

①瞥瞥（piē piē）："瞥"通"潎"，表示漂浮之意。

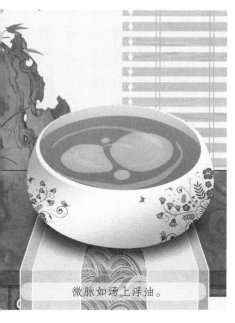

微脉如汤上浮油。

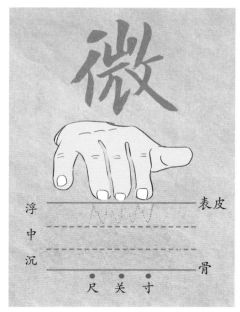

微为阳弱细阴弱

【解析】辨识微脉，首先要将微脉与细脉区分开来。在应指上，微脉在指下似有若无，模模糊糊，细脉则明显一些。在形成原因上，微脉是因体内阳气衰竭，气衰则没有足够的力运输血液，脉道中没有足够的血液就会变细，同时营血不足，会使得脉势也变得软弱无力。而细脉是因阴血不足，血不足则不能充盈脉道，脉道由此变细。

细比于微略较粗

【解析】在脉体上，细脉比之于微脉还要略粗一些，但是具体粗多少在语言上很难表达清楚，在临床实践中反而很好分辨。在分辨微脉和细脉时，除了分辨它们的脉体粗细，更简便的方法是看沉取时是否有摸不到的情况。如果摸不到，就是微脉。如果摸得到，就是细脉。因为细脉只是脉体细，并不会有沉取摸不到的脉象。

兼脉主病

微脉兼浮脉 ▽
阳虚

微脉兼沉脉 ▽
阴虚

微脉兼涩脉 ▽
亡血

微脉兼弦脉 ▽
拘急

微脉兼软脉 ▽
自汗

微脉兼迟脉 ▽
气虚中寒

微脉兼数脉 ▽
营虚不足

微脉兼细脉 ▽
阴阳两虚

极细极软，按之欲绝，似有若无。

微脉的病症诊断

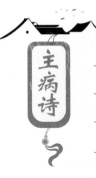

主病诗

气血微兮脉亦微，

恶寒发热汗淋漓。

男为劳极诸虚候，

女作崩中带下医。

寸微气促或心惊，

关脉微时胀满形。

尺部见之精血弱，

恶寒消瘅痛呻吟。

解析

　　微脉主气血不足，多见恶寒、发热、汗出等表虚证。男性微脉多见五劳、六极诸虚损证，女性微脉多见崩漏、带下等病。

　　寸部微脉可主肺气不足而喘促或心气不足而惊悸。关部微脉可主脾胃虚损不能运化而胀满。尺部微脉可主精血不足或虚寒内生及消渴虚损等。

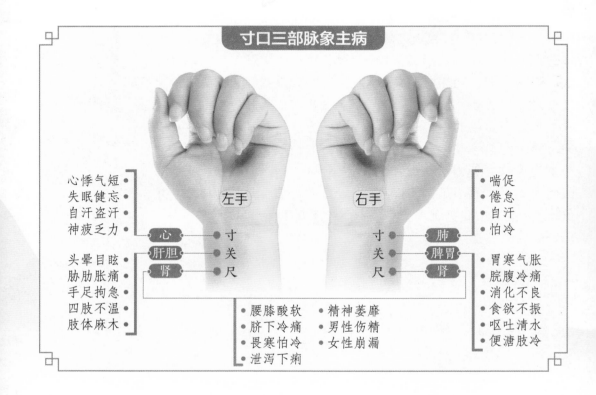

寸口三部脉象主病

左手

心悸气短
失眠健忘
自汗盗汗
神疲乏力 • —— 心 寸

头晕目眩 •
胁肋胀痛 • 肝胆 关
手足拘急 • 肾 尺
四肢不温 •
肢体麻木 •

右手

寸 肺 • 喘促
关 脾胃 • 倦怠
尺 肾 • 自汗
　　　　• 怕冷

脾胃 • 胃寒气胀
　　　• 脘腹冷痛
　　　• 消化不良
　　　• 食欲不振
　　　• 呕吐清水
　　　• 便溏肢冷

• 腰膝酸软　• 精神萎靡
• 脐下冷痛　• 男性伤精
• 畏寒怕冷　• 女性崩漏
• 泄泻下痢

微脉典型症状

脉象▶左手寸脉微

病因▶心气不足

▼ **症状表现**

① 自觉心脏有阵发性或持续性的急剧跳动，惊慌不安，不能自主，且常伴胸闷、气短、失眠、健忘等症。

② 常常不自觉出汗，夜间盗汗，精神疲倦，没有力气。

脉象▶右手寸脉微

病因▶肺气大伤

▼ **症状表现**

① 咳嗽痰多，痰液质地比较稀；气喘，感觉呼吸的气不太够用。

② 容易倦怠，总想在床上躺着，不愿意起来。

③ 比较怕冷，容易出虚汗。

脉象▶左手关脉微

**病因▶肝血不足
筋脉失养**

▼ **症状表现**

① 经常感觉头晕眼花。

② 胁肋部有胀痛的感觉。

③ 四肢屈伸不利、麻木，并且寒凉。

脉象▶右手关脉微

病因▶脾胃虚寒

▼ **症状表现**

① 脾胃虚寒导致胃部发胀，脘腹部冷痛。

② 吃进去的食物不消化，老是打嗝，不太想吃饭，有时候会吐清水。

③ 大便溏稀，四肢怕冷，身体疲倦乏力。

脉象▶左右手尺脉微

**病因▶肾阳虚
肾精不足**

▼ **症状表现**

① 特别怕冷，尤其小腹冷痛。

② 感觉腰膝酸软、乏力、没有精神；有腹泻的情况。

③ 若是男性，可见遗精等男科症状；若是女性，可见崩漏、带下过多等妇科疾病。

脉细如线，应指明显

细脉——细如丝线

细脉，小于微而常有，细直而软，若丝线之应指（《脉经》）。

——《濒湖脉学》

细脉的脉象解析

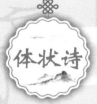

原文

体状诗 细来累累细如丝，应指沉沉无绝期。
春夏少年俱不利，秋冬老弱却相宜。

细脉 脉位居中，脉象一息四五至，搏动有力，往来流利，从容和缓，节律一致。脉象很小，但较之微脉，脉体稍大而且应指明显，细直而且柔软无力，就像丝线那样。细脉主诸虚劳损，特别是气血两虚，又主湿邪阻滞。

细来累累细如丝

【解析】细脉摸起来不仅如同丝线那样细，而且表现得软弱无力。细脉的出现主要是因为气血亏虚或者体内有湿邪困阻，阳气被遏，导致血液不能充盈脉道，脉道就变得细了。

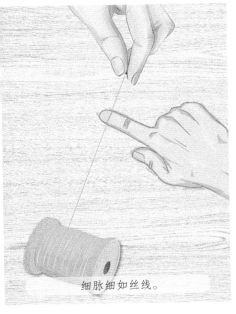

细脉细如丝线。

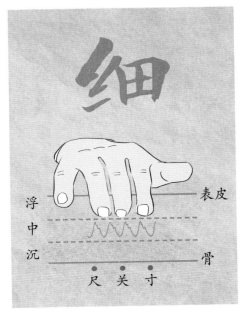

应指沉沉无绝期

【解析】细脉虽然摸起来脉形细小，但是脉体不长不短，沉取的时候能够明显感觉有脉搏在跳动，应指清晰。这也是细脉和微脉的区别。

春夏少年俱不利

【解析】一年当中，春季脉来如鱼之游在波，轻虚而滑，且有冲和之象；夏季脉来在肤，来盛去衰，且有冲和之象。若在此两季出现细脉，则提示身体气血亏虚，需要及时调养。

另外，青少年身体健壮，正常情况下也应当气血充足而旺盛，如果出现细脉，是一种很不正常的现象，需要及时调养，否则身体长期处于亏虚状态，容易出现各种疾病。

秋冬老弱却相宜

【解析】秋季人应收敛，冬季人应闭藏，在秋冬出现细脉是正常现象，是和自然界的气候变化相适应的。另外，老年人由于年龄原因阳气不足，容易体弱多病、气血亏虚，出现细脉也是很正常的。

兼脉主病

细脉兼数脉 ▽
热邪

细脉兼紧脉 ▽
寒邪

细脉兼沉脉 ▽
湿痹

细脉兼弱脉 ▽
盗汗

细脉兼弦脉 ▽
肝虚

细脉兼涩脉 ▽
血虚

脉细如线，
但应指明显。

细脉的病症诊断

主病诗

原文

细脉萦萦血气衰，
诸虚劳损七情乘。
若非湿气侵腰肾，
即是伤精汗泄来。
寸细应知呕吐频，
入关腹胀胃虚形。
尺逢定是丹田冷，
泄痢遗精号脱阴。

解析

细脉萦细如丝，绵绵不绝，主气血虚损及各种因七情不和而致的虚损劳伤诸病，如湿浊之气内袭腰肾而得的腰痛症，以及精气内伤，阳不固外而得的自汗症等。

寸部出现细脉，主呕吐频繁而气虚至极之病。关部出现细脉，主脾胃虚弱、腹胀、形瘦。尺部出现细脉，主元阳大衰、丹田虚冷、泄痢、遗精、阴精脱失。

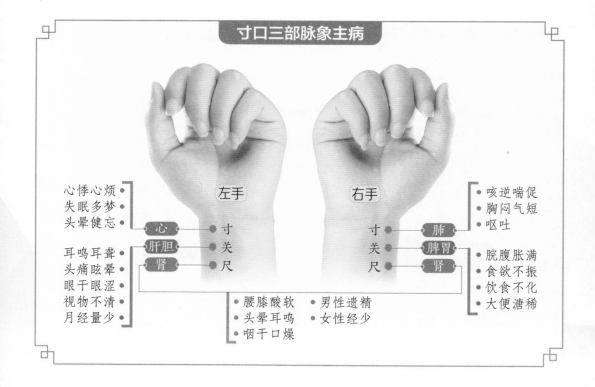

寸口三部脉象主病

左手　　　　　右手

心悸心烦
失眠多梦　　　心　寸
头晕健忘

耳鸣耳聋　　　肝胆　关
头痛眩晕
眼干眼涩　　　肾　尺
视物不清
月经量少

寸　肺
　　　　咳逆喘促
　　　　胸闷气短
关　脾胃　呕吐

尺　肾
　　　　脘腹胀满
　　　　食欲不振
　　　　饮食不化
　　　　大便溏稀

· 腰膝酸软　· 男性遗精
· 头晕耳鸣　· 女性经少
· 咽干口燥

细脉典型症状

🔹 **脉象** ▶ 左手寸脉细
🔹 **病因** ▶ 心气血两虚

🔻 **症状表现**

① 情绪比较烦躁，有心跳过快、心里发空的情况，伴随头晕、健忘等症状。

② 唇色暗淡没有光泽，四肢发凉；睡眠质量不好，可能存在入睡困难、乱梦纷纭等情况。

🔹 **脉象** ▶ 右手寸脉细
🔹 **病因** ▶ 肺气虚

🔻 **症状表现**

① 感觉胸闷气短，有点呼吸困难，气不够用。

② 咳嗽的时候呼吸急促、气喘，吐痰的时候会呕吐。

🔹 **脉象** ▶ 左手关脉细
🔹 **病因** ▶ 肝血虚
　　　　　肝阴虚

🔻 **症状表现**

① 面色苍白，有时能听到别人听不到的声音，比如嗡嗡声和蝉鸣声，严重者会耳聋。

② 眩晕欲倒，头痛绵绵，眼睛干涩，视物不清，甚至是夜盲症。

③ 对于女性来说，月经量少，甚至闭经。

🔹 **脉象** ▶ 右手关脉细
🔹 **病因** ▶ 脾胃气虚

🔻 **症状表现**

① 胃口不太好，稍微吃点东西肚子就发胀，尤其不能进食生冷、油腻的食物，否则会更容易腹胀，甚至呕吐；大便比较溏稀。

② 感觉身上没有什么力气，精神状态也比较萎靡，喜欢躺着不动，讨厌运动。

🔹 **脉象** ▶ 左右手尺脉细
🔹 **病因** ▶ 肾阴虚衰
　　　　　肾精不足

🔻 **症状表现**

① 自觉腰膝酸软，一些正常的活动会受到限制。

② 经常会觉得咽干口燥、头晕耳鸣。

③ 若是男性，可见遗精、早泄等男科症状；若是女性，可见月经减少、带下量多等妇科症状。

代脉——缓而时止

代脉，动而中止，不能自还，因而复动（仲景）。脉至还入尺，良久方来（吴氏）。

——《濒湖脉学》

代脉的脉象解析

原文

体状诗

动而中止不能还，复动因而作代看。
病者得之犹可疗，平人却与寿相关。

代脉 的脉律不齐，可见有规则的歇止，歇止时间也比较长，脉势比较软弱。代脉是一种非常危险的脉象，出现此脉，一定要及时就医。

动而中止不能还，复动因而作代看

【解析】凡脉搏动到一定至数然后歇止一次，歇止后，仍然又照旧搏动，这就叫作"代脉"。代脉的歇止有两个特点：第一，前后歇止的距离是均匀并且有定数的，非常规律；第二，歇止时间相对较长。

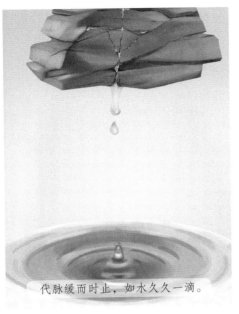

代脉缓而时止，如水久久一滴。

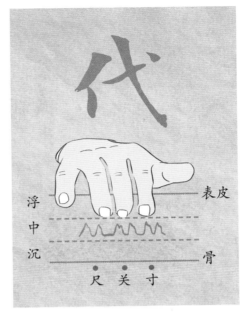

病者得之犹可疗

【解析】代脉的出现是因为脏气衰微，气血两虚，不能推运血行而致脉来歇止，不能自还，良久复来。也有可能是猝逢惊恐，跌仆损伤，影响到脉气，以致脉气不能相接续。如果久病之人和孕妇出现代脉，这属于正常情况。

平人却与寿相关

【解析】如果代脉出现在健康人身上，要引起警惕。因为久病之人，本就身体素质差，诊到代脉是和他本身的身体状况相对应

脉来时见一止，
止有定数，良久方来。

的。但是如果一个气血充沛的健康人出现了代脉，这是不正常的现象，应及时到医院就医。

相类诗

数而时止名为促，
缓止须将结脉呼。
止不能回方是代，
结生代死自殊途。

【解析】脉来急数时有一止者为促脉，脉来缓慢时有一止者为结脉，有歇止但不能自行恢复的才是代脉。促脉、结脉表示病情较轻，代脉提示病情较重，三者之间有很大不同。

相似脉特点

代脉▽
规律歇止

促脉▽
不规律的间歇，脉数而歇止

结脉▽
不规律的间歇，脉迟而歇止

代脉的病症诊断

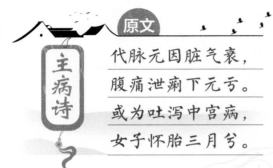

原文

主病诗

代脉元因脏气衰，
腹痛泄痢下元亏。
或为吐泻中宫病，
女子怀胎三月兮。

解析

出现代脉的原因是脏气衰弱、元阳不足。下元虚亏可见腹痛、泄痢，中焦病变可见呕吐、腹泻。至于女性怀孕三月后偶见代脉的，是元气不足的征兆。

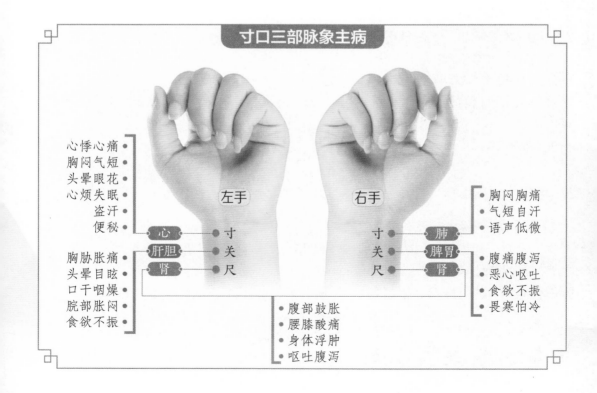

寸口三部脉象主病

心悸心痛 •
胸闷气短 •
头晕眼花 •
心烦失眠 •
盗汗 •
便秘 •

胸胁胀痛 •
头晕目眩 •
口干咽燥 •
脘部胀闷 •
食欲不振 •

左手

右手

心 — • 寸
肝胆 — • 关
肾 — • 尺

寸 • — 肺
关 • — 脾胃
尺 • — 肾

• 胸闷胸痛
• 气短自汗
• 语声低微

• 腹痛腹泻
• 恶心呕吐
• 食欲不振
• 畏寒怕冷

• 腹部鼓胀
• 腰膝酸痛
• 身体浮肿
• 呕吐腹泻

代脉典型症状

脉象▶左手寸脉代
病因▶气血不足 气阴两伤

▼ 症状表现
① 胸口憋闷，呼吸不畅，经常会长出一口气；心跳比较快，还有心痛的情况。
② 经常感觉头晕眼花，身体疲倦、没有力气。
③ 心情比较烦躁，睡不好觉；口干咽燥，夜间盗汗；大便干燥，有点便秘。

脉象▶右手寸脉代
病因▶呼吸衰竭 或脉道受阻

▼ 症状表现
① 轻者感觉胸闷、呼吸不畅，重者则有胸痛，甚者心痛彻背，背痛彻心。
② 容易出虚汗，运动后更是大量出汗。
③ 呼吸比较微弱，说话声音比较小，没有力气。

脉象▶左手关脉代
病因▶肝气郁结

▼ 症状表现
① 胁肋作痛，摸着有硬块，恼怒时开始发作，胸胁部也不舒服，按一下疼痛加剧，晚上症状加重，或隐痛不休。
② 头晕目眩，口干咽燥，脘部胀闷，不想吃饭。

脉象▶右手关脉代
病因▶脾胃虚寒

▼ 症状表现
① 腹痛喜按，口淡无味，老是恶心、呕吐，不想吃饭。
② 身体比较消瘦，特别怕冷，没有精神；大便溏稀，严重者腹泻。

脉象▶左右手尺脉代
病因▶肾阳虚 肾气虚

▼ 症状表现
① 腹部鼓胀，青筋暴露；腰部酸重、冷痛。
② 有的人面浮身肿，腰以下尤甚，按之凹陷。
③ 有的人大便泻痢，很长时间不好；有的人上吐下泻，严重者有便脓血。

不能满三部

短脉——首尾俱短

短脉，不及本位（《脉诀》）。应指而回，不能满部（《脉经》）。

—— 《濒湖脉学》

短脉的脉象解析

两头缩缩名为短，涩短迟迟细且难。
短涩而浮秋喜见，三春为贼有邪干。

短脉 脉体短小，寸部、尺部脉体均不足，搏动也非常短暂。短脉主气病。在初学时，可以将短脉与后面的长脉放在一起对比学习。

两头缩缩名为短

【解析】短脉的脉象就像它的名字一样，就是单纯的短。短脉脉管搏动范围短小，不满三部，关部明显，寸部和尺部则非常低沉。短脉给人短缩的感觉，要么短缩于寸部，要么短缩于尺部。

短脉既是一种单独的脉象，又可作为其他脉的一个构成要素。脉短涩且沉代表气虚，常伴有气短、形寒、肺虚汗多、失血气虚等症状。因肺气虚损，气血不足，无法充养血脉，使得脉道涩滞，血行迟缓，因此出现脉动无力，隐现缩短的现象。

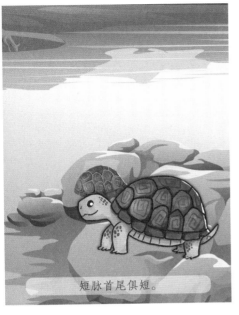

短脉首尾俱短。

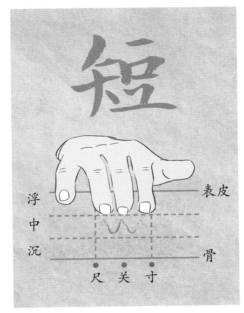

涩短迟迟细且难

【解析】短脉很容易和涩脉混淆，其实二者是有一定区别的。涩脉虽然也比较短，但脉形更加细弱，脉搏跳动非常缓慢而且艰难，给人一种艰涩的感觉，短脉则不会给人这种感觉。

短涩而浮秋喜见

【解析】脉象短涩而浮，在秋天出现很正常，因为通过春夏两季的阳气升发、充盈，血管已经被撑大了。到了秋天，阳气收敛，气血也趋于里，卫阳

首尾俱短，
不能满部。

则衰退，荣阴则渐盛，荣气在上，卫气在下，没有那么多的血液充盈脉管，诊脉时就会摸到短脉。不过，诊脉时如果短涩而浮的脉象比较突出，而从容、柔和、滑利的脉象不足，可能是肺脏有病变，需要注意。

三春为贼有邪干

【解析】春季自然界的变化是"阴消阳长"，气血运行渐盛而应见长脉、弦脉，今反见短脉，则可视为邪犯于内的病脉。中医认为长脉应于春，属木；短脉应于秋，属金。春季不见长脉反见短脉，是为"金来乘木"，故春季见短脉为逆证。

兼脉主病

短脉兼浮脉▽
肺伤气虚

短脉兼沉脉▽
痞证

短脉兼促脉、结脉▽
痰气、食积

短脉兼数脉▽
心痛、心烦

短脉兼迟脉▽
虚寒

短脉的病症诊断

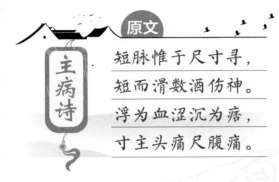

原文

主病诗

短脉惟于尺寸寻，
短而滑数酒伤神。
浮为血涩沉为痞，
寸主头痛尺腹痛。

解析

　　短脉，只有在尺部和寸部这两个部位最好辨认。短脉兼见滑数是因为酒毒伤神；短脉兼浮可主血少不充；短而兼涩可能是胸腹痞满。

　　寸部脉短主阳气虚于上而头痛，尺部脉短主阳气虚于下而腹痛。

　　短脉的成因多因阳气不足，无力鼓动血液的运行，故脉短而无力。

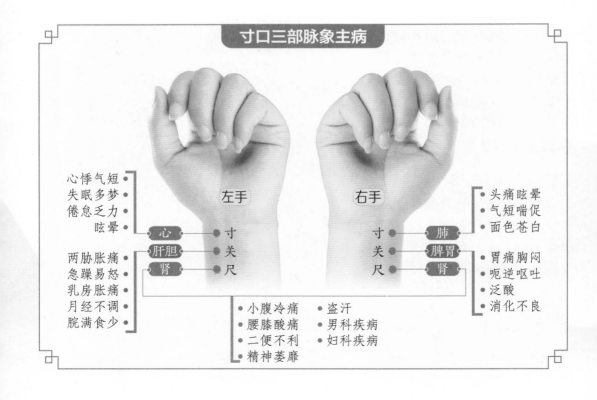

寸口三部脉象主病

左手

右手

心悸气短
失眠多梦
倦怠乏力
眩晕

心 — 寸
肝胆 — 关
肾 — 尺

两胁胀痛
急躁易怒
乳房胀痛
月经不调
脘满食少

寸 — 肺
关 — 脾胃
尺 — 肾

头痛眩晕
气短喘促
面色苍白

胃痛胸闷
呃逆呕吐
泛酸
消化不良

小腹冷痛 · 盗汗
腰膝酸痛 · 男科疾病
二便不利 · 妇科疾病
精神萎靡

短脉典型症状

脉象 ▶ 左手寸脉短

病因 ▶ 心气损伤
气血双亏

▼ **症状表现**

① 自觉呼吸费力或气不够用，心脏也不太舒服，会感觉心脏跳动频率特别快。
② 身上没有力气，容易感到疲倦，提不起精神。
③ 心情烦乱，容易失眠，即使睡着了也经常做梦，容易被惊醒。

脉象 ▶ 右手寸脉短

病因 ▶ 肺气虚损

▼ **症状表现**

① 感觉呼吸时气不够用，呼多吸少。
② 平常有头痛的症状，严重者会发展为头晕、目眩。
③ 面色苍白，说话声音比较小，畏风自汗，腹痛。

脉象 ▶ 左手关脉短

病因 ▶ 肝气郁结

▼ **症状表现**

① 情绪容易低落，心境比较忧郁，容易生气，有自卑感，严重者会发展为心理疾病。
② 两胁胀闷，甚则作痛；脘部胀满，吃得比较少。
③ 女性容易乳房胀痛，连及少腹，还会出现月经不调。

脉象 ▶ 右手关脉短

病因 ▶ 脾虚气滞
胃失和降

▼ **症状表现**

① 胃脘部经常隐隐作痛，胸口也感觉满闷不适。
② 食欲不太好，经常打嗝，有时候还会呕吐。
③ 吃进去的食物不消化，经常吐酸水。

脉象 ▶ 左右手尺脉短

病因 ▶ 肾阳不足
命门火衰

▼ **症状表现**

① 小腹冷痛，疼痛部位不固定，可能是隐痛、胀痛，也可能是绞痛，疼痛程度不一，有被向下牵引的感觉。
② 腰膝酸痛，尿频，精神萎靡，早起腹泻，夜间盗汗。
③ 若是男性，可见阳痿、滑精、早泄等男科疾病；若是女性，可见月经淋漓不断等妇科问题。

实脉类

寸关尺皆有力

实脉——如谷满仓

实脉，浮沉皆得，脉大而长微弦，应指愊愊然（《脉经》）。

——《濒湖脉学》

实脉的脉象解析

原文

体状诗

浮沉皆得大而长，应指无虚愊愊强。
热蕴三焦成壮火，通肠发汗始安康。

实脉 的脉搏跳动力度比较大，脉体大且长，多主实证。健康人出现此脉，不会有太严重的问题，但若是久病体虚者出现此脉，属危候。

亢盛，但是正气也相对不虚，邪正剧烈交争，功能亢奋，气血壅盛，充实于脉道。

浮沉皆得大而长

【解析】 实脉的形状，无论在浮部轻取，或是重按到沉部，都是大且长的状态，因为脉管内的血液充实度强，呈紧张状态。即使人体内有邪气入侵，甚至邪气

应指无虚愊愊强

【解析】 实脉的阳气太过，基本没有虚象，所以无论按到什么部位，都是非常坚实、强劲的。可如果脉太过强盛也在提示身体可能患有疾病。不过若两手六部诊出的都是实大的脉象，但并没有任何生病的迹象，属于正常生理情况。

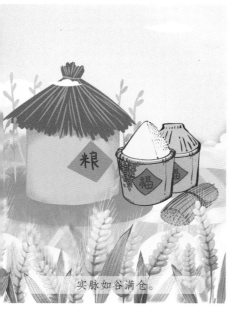

实脉如谷满仓。

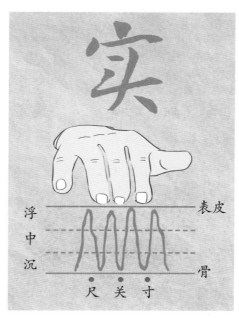

热蕴三焦成壮火

【解析】实脉的病机是因身体阳热邪盛无法散发出去，郁积在体内，生成三焦实火。不过实脉是分实热证和虚热证的。如果脉象实而偏浮数，为实热证；如果脉象实而偏沉迟，则为实寒证。但是在《濒湖脉学》中，李时珍主要探讨的是实热证，初学者应注意辨别。

通肠发汗始安康

【解析】实脉主要是因为体内邪热过盛，要想调理好，就要把多余的热从身体里排出去，可以

三部脉
举按均有力。

用发汗法和泻下法。但是要根据热邪的具体位置来采取对应的方法，在表的实热可解表发汗，在里的实热可通腑泻火以清里热，此解法也叫"釜底抽薪"。

相类诗

实脉浮沉有力强，
紧如弹索转无常。
须知牢脉帮筋骨，
实大微弦更带长。

相似脉特点

实脉▽
坚实有力

紧脉▽
脉势绷急

牢脉▽
坚实微弦

【解析】实脉浮取或沉取均坚实有力，紧脉则如牵绳转索，左右弹指；牢脉的特点是只有沉取方可触及，脉象坚实微弦，脉体宽大而长。

实脉的病症诊断

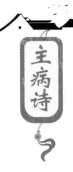

主病诗

实脉为阳火郁成，

发狂谵语吐频频。

或为阳毒或伤食，

大便不通或气疼。

寸实应知面热风，

咽疼舌强气填胸。

当关脾热中宫满，

尺实腰肠痛不通。

解析

实脉属阳主火热亢盛，可见发狂、谵语、呕吐、阳毒（阳气过盛引起的病症）、伤食、便秘、气痛等症。只要是因热邪郁积而来的，一般都可以诊到实脉。

寸部实脉主头面部风热，见咽喉疼痛、舌根强直或胸膈气满等症。关部实脉主脾胃蕴热，可见腹部胀满等症。尺部实脉可见腰痛、腹痛、便秘等症。

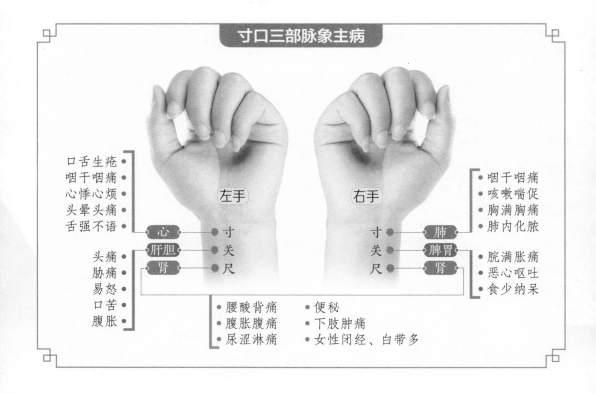

寸口三部脉象主病

口舌生疮
咽干咽痛
心悸心烦
头晕头痛
舌强不语

左手　　右手

心 — 寸
肝胆 — 关
肾 — 尺

头痛
胁痛
易怒
口苦
腹胀

咽干咽痛
咳嗽喘促
胸满胸痛
肺内化脓

寸 — 肺
关 — 脾胃
尺 — 肾

脘满胀痛
恶心呕吐
食少纳呆

腰酸背痛　　便秘
腹胀腹痛　　下肢肿痛
尿涩淋痛　　女性闭经、白带多

实脉典型症状

脉象 ▶ 左手寸脉实
病因 ▶ 心火上炎

▼ 症状表现

① 经常出现口舌生疮、咽干咽痛等一系列上火症状。
② 心跳过快，心情烦躁，并伴有头晕头痛、言语不利的症状。

脉象 ▶ 右手寸脉实
病因 ▶ 热毒蕴肺

▼ 症状表现

① 咽干作痛，咳嗽的时候气逆喘促，咳出的痰比较多。
② 胸中烦满，甚至胸痛吐血，严重者可能肺内化脓，或有肿瘤、积液。

脉象 ▶ 左手关脉实
病因 ▶ 肝气郁结

▼ 症状表现

① 情绪不稳定，容易生气发火；眼睛里红血丝比较多；会伴随头痛的症状。
② 两胁胀痛，但是感到疼痛的位置并不固定，会发生变化。
③ 嘴里经常发干、发苦；腹胀、不想吃饭。

脉象 ▶ 右手关脉实
病因 ▶ 脾胃蕴热

▼ 症状表现

① 脘腹胀满，胃痛拒按，虽然吃的食物少，但是也很难消化。
② 经常恶心、呕吐，胃部有灼烧感。
③ 舌头颜色发红，舌苔黄腻，说明热毒较盛。

脉象 ▶ 双手尺脉实
病因 ▶ 下焦湿热

▼ 症状表现

① 腰背酸痛，下肢肿痛。
② 大便秘结，腹胀便难；小便赤涩、艰难、淋痛。
③ 女性可能出现闭经、白带量多。

超过本位

长脉——如循长竿

长脉，不大不小，迢迢自若（朱氏）。如循长竿末梢，为平；如引绳，如循长竿，为病（《素问》）。

—— 《濒湖脉学》

长脉的脉象解析

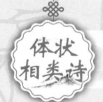

体状相类诗

原文

过于本位脉名长，弦则非然但满张。
弦脉与长争较远，良工尺度自能量。

长脉 脉象不大不小，长而柔和安定，犹如触摸长竿末梢一样，这是正常的长脉。如果像触及拉直的绳索那样毫无柔和之感，或像顺着抚摸长竿一样感到硬直，则属病变。长脉主热证、实证和阳证。

过于本位脉名长

【解析】这句话点明了长脉的脉象特点，它的脉体超过了正常脉，应该在寸、关、尺的范围内，而且由于长脉表示人体内的邪气比较炽盛，邪气鼓动气血运行出现异常，因此长脉的脉象从首端到尾端都是直上直下，像一根长竿。如果长脉的脉体向前超越寸部到手掌的鱼际，称为"溢脉"；如果向后超越尺部，向小臂延伸，称为"覆脉"。

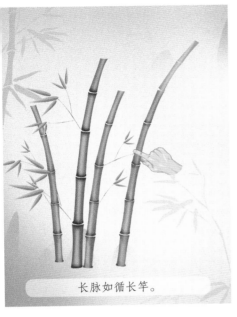

长脉如循长竿。

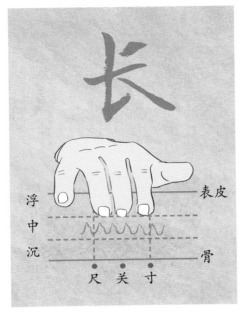

弦则非然但满张

【解析】长脉与弦脉的脉象相似但又有所不同。弦脉的具体脉象在后面也会提到，简单来说，它的脉象端直而长，诊到此脉时会有一种手摸在紧绷的琴弦上的感觉。如果是较为明显的病理性弦脉，用力按就像按在刀刃上。

弦脉与长争较远，良工尺度自能量。

【解析】长脉与弦脉虽然都有脉体长的脉象特点，但是如果比较起来，还是长脉的脉体更长一些。而且长脉脉来大小均匀，柔和条达，并不像弦脉一样有紧绷之感，如果是高明的医生自然能够分辨出来。对于初学者，还可以记住两者之间其他的一些联系和区别，比如：长脉的出现多是由于肝火亢盛，而弦脉则是因为肝风内动。弦脉所主之病深重，长脉所主之病轻浅。长脉恶化则变为弦脉，弦脉之病好转则为长脉。同为肝火亢盛之证，年龄偏大、动脉硬化者则见弦脉；年龄较小，动脉弹性良好者则见长脉。

兼脉主病

长脉兼浮脉 ▽
外感邪气或阴气不足

长脉兼洪脉 ▽
热毒内蕴

长脉兼滑脉 ▽
痰热壅盛

长脉兼弦脉 ▽
肝病

长脉兼牢脉 ▽
积聚

首尾端长，超过本位。

长脉的病症诊断

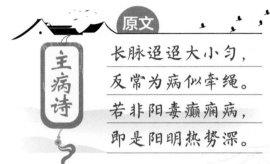

原文

主病诗

长脉迢迢大小匀，
反常为病似牵绳。
若非阳毒癫痫病，
即是阳明热势深。

解析

长脉来时大小均匀，柔和条达。如果一反常态，脉来像牵引绳索般紧张，则为病脉。如果不是血热所致阳毒或风痰所致癫痫，便是热邪充斥阳明经所致里热炽盛等症。

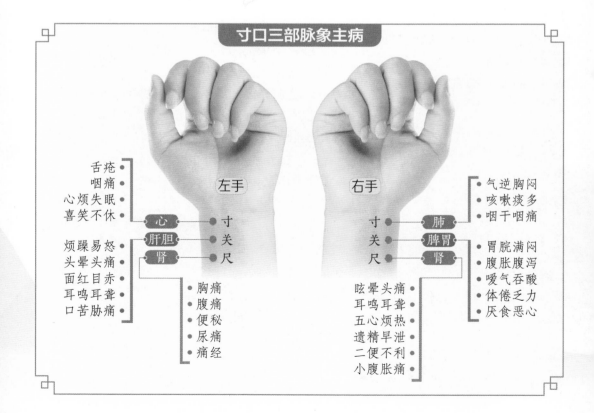

寸口三部脉象主病

左手

右手

- 舌疮
- 咽痛
- 心烦失眠
- 喜笑不休

心 — 寸
肝胆 — 关
肾 — 尺

- 烦躁易怒
- 头晕头痛
- 面红目赤
- 耳鸣耳聋
- 口苦胁痛

- 胸痛
- 腹痛
- 便秘
- 尿痛
- 痛经

寸 — 肺
关 — 脾胃
尺 — 肾

- 气逆胸闷
- 咳嗽痰多
- 咽干咽痛

- 胃脘满闷
- 腹胀腹泻
- 嗳气吞酸
- 体倦乏力
- 厌食恶心

- 眩晕头痛
- 耳鸣耳聋
- 五心烦热
- 遗精早泄
- 二便不利
- 小腹胀痛

长脉典型症状

脉象▸左手寸脉长
病因▸心火内炽

▼ **症状表现**

① 舌头经常长疮，并且咽喉干痛。

② 心情烦乱，躁动不安，难以入睡。

③ 严重者喜笑不休，说话语无伦次，有的人小腿痛，有的人舌头卷缩。

脉象▸右手寸脉长
**病因▸肺热伤津
痰气壅塞**

▼ **症状表现**

① 肺气上逆会有胸闷的感觉。

② 咳嗽痰多，严重者会吐血、胸痛等，并且咽喉干痛。

脉象▸左手关脉长
**病因▸肝经实火
或肝阳上亢**

▼ **症状表现**

① 容易动怒，伴随面红目赤、头晕头痛、烦躁等症状。

② 经常感觉耳鸣耳聋、口苦、胁胀痛，而且容易腹胀，不太想吃饭。

脉象▸右手关脉长
病因▸脾胃湿热

▼ **症状表现**

① 胃脘满闷，腹胀腹泻，饮食减少，嗳气吞酸，厌食恶心。

② 口黏不渴，渴的时候喜欢喝热饮；身体比较困倦乏力，有时候会浮肿，舌苔厚腻。

脉象▸左手尺脉长
病因▸肾阳不足

▼ **症状表现**

① 胸部和腹部经常疼痛，腹胀伴随大便困难；小便颜色偏深，出现尿频、尿痛的问题。

② 若是女性，可见痛经和经期延后等月经问题。

脉象▸右手尺脉长
病因▸肝肾阴虚火旺

▼ **症状表现**

① 会出现眩晕头痛、视物不明、耳鸣耳聋、易怒、多梦、五心烦热等肝阴虚症状。

② 男性性欲亢进、遗精早泄；大便干燥，小便颜色发红，小腹胀痛。

应指圆滑

滑脉——如盘滚珠

滑脉，往来前却，流利展转，替替然[1]如珠之应指（《脉经》）。漉漉如欲脱[2]。

——《濒湖脉学》

滑脉的脉象解析

原文

体状相类诗
滑脉如珠替替然，往来流利却还前。
莫将滑数为同类，数脉惟看至数间。

滑脉往来都是非常流利、圆滑的，好像不断滚动的水珠，又像圆滑的珠子在指下转动。滑脉主痰饮、食滞、实热证。

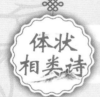

滑脉如珠替替然

【解析】滑脉的脉象犹如圆珠在玉盘中滚动，连绵不断，而且滚动时圆滑、流利，不受任何阻碍。这种如盘走珠的感觉，不论是浮取、中取，还是沉取，都可以摸到。造成滑脉的原因一般有两种：一是痰饮、食滞等阴邪内盛，气血欲行而与邪搏击，气盛血涌，脉气受到鼓动；二是邪热波及血分，气盛血涌，血行加速，脉气受到鼓动。

---

①替替然：交替不断。
②漉漉如欲脱：滑脉的搏动犹如水珠渗脱之状。

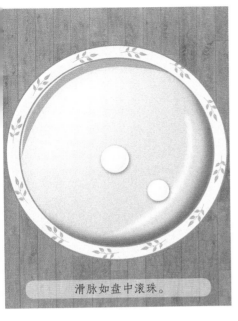

滑脉如盘中滚珠。

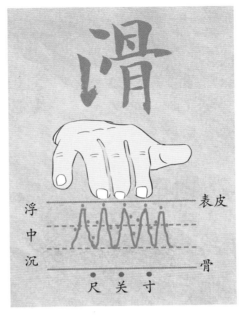

往来流利却还前

【解析】滑脉应指流利，前后不断，像水流一样一往无前。

滑脉的脉管位置会受到人体质的影响而有所不同。体健热盛者，脉管所在位置是正常的；体弱热轻者位置略微偏上，脉的宽度一般和正常接近，或有时宽些。

莫将滑数为同类，数脉惟看至数间。

【解析】滑脉与数脉不可以被混淆，二者虽然都有快速跳动的特点，但是针对滑脉，它比较明显的特点并不是跳动较快，而是应指圆滑，往来流利。至于数脉，只是脉搏至数的增加，没有其他的特点。而且，滑脉主实证，多因实邪壅盛而生，数脉多主热证，因邪热亢盛而生。所以脉滑者可见贫血、头昏、胸闷等，脉数者可见面红目赤、咳痰、呼吸急促等。

兼脉主病

滑脉兼浮脉 ▽
风痰在肺

滑脉兼数脉 ▽
痰火宿食

滑脉兼短脉 ▽
气塞

滑脉兼缓脉 ▽
热中

滑脉兼迟脉 ▽
下利

往来流利，
如圆珠在盘中滚动，
跳动圆滑。

滑脉的病症诊断

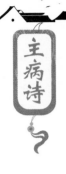

主病诗

原文

滑脉为阳元气衰，

痰生百病食生灾。

上为吐逆下蓄血，

女脉调时定有胎。

寸滑膈痰生呕吐，

吞酸舌强或咳嗽。

当关宿食肝脾热，

渴痢癫淋看尺部。

解析

滑脉为阳脉，主人体元气虚衰，或主痰饮内盛、风痰上壅、饮食停滞诸种病变，或主上逆而为呕吐，下阻而成蓄血。女性经停无病而见滑脉者，多是受孕有胎。

寸部见滑脉，主上焦病变，可见胸膈间痰饮内盛，以致出现呕吐、气逆、舌强、咳嗽等症。关部见滑脉，主中焦病变，可见肝热脾困、宿食不消。尺部见滑脉，多主下焦病变，可见消渴、痢疾、癫疝、淋病等。

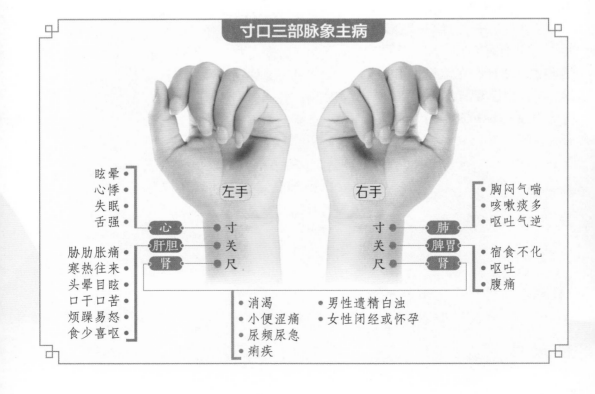

寸口三部脉象主病

左手

眩晕
心悸
失眠
舌强
— 心 • 寸

胁肋胀痛
寒热往来
头晕目眩
口干口苦
烦躁易怒
食少喜呕
— 肝胆 • 关
— 肾 • 尺

• 消渴
• 小便涩痛
• 尿频尿急
• 痢疾

• 男性遗精白浊
• 女性闭经或怀孕

右手

寸 • 肺 —
• 胸闷气喘
• 咳嗽痰多
• 呕吐气逆

关 • 脾胃 —
• 宿食不化
尺 • 肾 —
• 呕吐
• 腹痛

滑脉典型症状

脉象 ▶ 左手寸脉滑而有力

病因 ▶ 痰热扰心

▼ **症状表现**

① 心情烦躁又觉得特别闷热，自觉心跳过快，伴随有眩晕、失眠多梦、精神恍惚的情况。
② 痰浊阻滞心窍，会导致舌头强硬、说话不利索。

脉象 ▶ 右手寸脉滑

病因 ▶ 痰湿阻肺

▼ **症状表现**

① 出现呕吐、气逆的情况。
② 经常咳嗽，而且咳嗽时痰比较多。
③ 胸部感觉胀满、憋闷，气喘严重。

脉象 ▶ 左手关脉滑

病因 ▶ 肝胆郁热

▼ **症状表现**

① 胁胀胀痛、寒热往来，时常感觉头晕目眩。
② 心情不稳定，比平时更容易莫名其妙发脾气。
③ 早上起来感觉口干口苦，并且吃得少，容易呕吐。

脉象 ▶ 右手关脉滑

病因 ▶ 食滞化热
损伤脾胃

▼ **症状表现**

① 自觉脘腹满闷，吃进去的食物不消化。
② 吃得很少，并且经常吐酸水，甚至吃进去的食物会马上吐出来，并且呕吐物又热又臭。
③ 腹部疼痛，按压时疼痛加剧，拒绝按压。

脉象 ▶ 左右手尺脉滑

病因 ▶ 湿热蕴结下焦

▼ **症状表现**

① 可能是消渴症，即现代医学所说的糖尿病。
② 小便会出现淋浊、尿赤、尿急、尿频或尿涩、淋痛等一系列症状。
③ 可能会出现痢疾，表现为腹痛、腹泻、大便呈脓血样、里急后重。
④ 女性尺部见滑脉，可能是带下秽浊、闭经；如果应指滑利，也可能是怀孕的征兆。男性会出现遗精白浊的症状。

端直以长

弦脉——如按琴弦

弦脉，端直以长（《素问》）。如张弓弦（《脉经》）。按之不移，绰绰如按琴瑟弦（巢氏）。状若筝弦（《脉诀》）。从中直过，挺然指下（《刊误》）。

——《濒湖脉学》

弦脉的脉象解析

原文

弦脉迢迢端直长，肝经木旺土应伤。怒气满胸常欲叫，翳蒙瞳子泪淋浪。

弦脉 脉形端直而细长，脉势较强，脉道较硬。出现此脉多与肝脏疾病有关，不过也与其他脏腑出现疼痛有关。

弦脉迢迢端直长

【解析】弦脉的脉象是两端平直而长，按上去固定不动，就像在按琴弦一样，是脉气紧张的表现。弦脉应指明显，诊脉时会有挺然指下、直起直落的感觉，中医形容为"从中直过"。

肝经木旺土应伤

【解析】出现弦脉一般来说是因为脾胃虚弱或肝气郁结、亢盛。如果肝经太旺，就会伤到脾土，阴阳失和，气逆上犯，导致经络拘束，影响血液的运行，使得气血收敛或气血壅迫，经脉鼓动力减弱，而见脉来急直而长，挺然指下，如按琴弦。

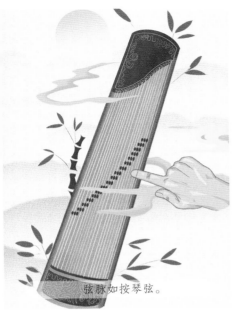

弦脉如按琴弦。

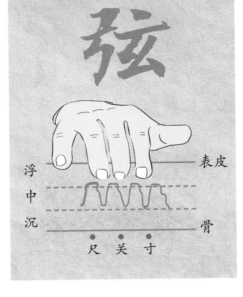

怒气满胸常欲叫

【解析】这句的意思是，诊到弦脉的人，多有胸部胀满、怒气冲胸的感觉，令人感觉非常烦躁，甚至想大喊大叫。凡是肝胆病、痰饮证等都可以诊出弦脉。

翳蒙瞳子泪淋浪

【解析】"翳"在现代医学上指白内障等眼疾，"翳蒙瞳子"就是说白内障遮挡住了眼睛，人就看不见了；"泪淋浪"意思是容易流眼泪。肝开窍于目，所以经常容易生气的人，眼睛大多会有问题。经常生气会导致肝郁化

端直而长，如按琴弦。

火，上炎于目，容易生翳。现在眼睛不好的人很多，多数是有肝郁这个原因。

相类诗

弦来端直似丝弦，
紧则如绳左右弹。
紧言其力弦言象，
牢脉弦长沉伏间。

相似脉特点

弦脉▽
端直而长

紧脉▽
脉势绷急

牢脉▽
脉弦而长，伏于骨间

【解析】弦脉的脉象端直而长，如同摸到琴上的丝弦一般，紧脉的脉象似牵紧的绳索。紧指的是脉有力，而弦说的是脉象，牢脉的脉象为弦而长，并伏于骨间。

弦脉的病症诊断

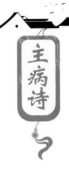

主病诗

原文

弦应东方肝胆经，
饮痰寒热疟缠身。
浮沉迟数须分别，
大小单双有重轻。
寸弦头痛膈多痰，
寒热癥瘕察左关。
关右胃寒心腹痛，
尺中阴疝脚拘挛。

解析

　　肝胆发生病变，无论阳邪为病还是阴邪为病都可以见到弦脉，主病为痰饮、寒热往来、疟病。临诊时应分清浮、沉、迟、数、大、小、单、双，相兼不同则病情轻重不同。

　　寸脉弦主胸膈痰多以及头痛等症。左关脉弦主寒热往来、癥瘕等症，右关脉弦主胃寒、心腹疼痛等症。两尺脉弦主阴疝、两脚拘挛等症。

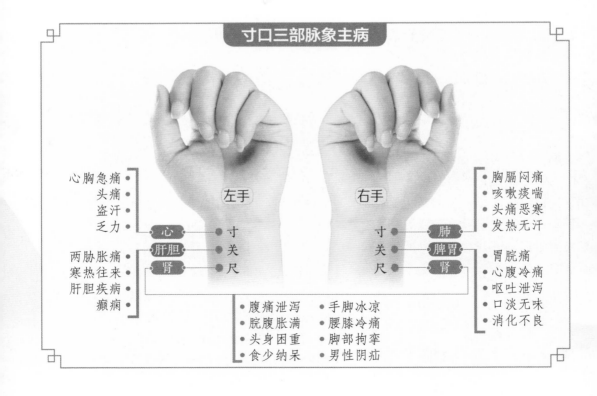

寸口三部脉象主病

左手

右手

心胸急痛
头痛
盗汗
乏力

心　寸

两胁胀痛
寒热往来
肝胆疾病
癫痫

肝胆　关
肾　尺

胸膈闷痛
咳嗽痰喘
头痛恶寒
发热无汗

寸　肺
关　脾胃
尺　肾

胃脘痛
心腹冷痛
呕吐泄泻
口淡无味
消化不良

腹痛泄泻　手脚冰凉
脘腹胀满　腰膝冷痛
头身困重　脚部拘挛
食少纳呆　男性阴疝

弦脉典型症状

脉象▶左手寸脉弦

病因▶寒邪郁闭
心阳不宣

▼ **症状表现**

① 经常头痛，心胸也会突然疼痛，就像人在非常饥饿时候的感觉。

② 身体感觉乏力，夜间会有盗汗的症状。

脉象▶右手寸脉弦

病因▶寒邪袭肺

▼ **症状表现**

① 咳嗽气喘，咽部比较痒，咳出来的痰色白清稀。

② 胸膈闷痛，伴随有头痛、恶寒、发热、无汗等症状。

脉象▶左手关脉弦

病因▶肝气郁结
胆失疏泄

▼ **症状表现**

① 两胁胀满，窜走不定，嗳气时会隐隐作痛，并出现寒热往来的症状。

② 可能患有肝胆疾病，如肝炎、肝硬化等；也可能患有痉病、癫痫等。

脉象▶右手关脉弦

病因▶脾胃虚寒

▼ **症状表现**

① 经常感觉胃脘痛，得热痛减；心腹也感觉冷痛。

② 胃消化不好，经常吐清水，口淡无味，喜欢喝热饮。

③ 经常便溏或泄泻，大便稀，但不臭。

脉象▶左右手尺脉弦

病因▶寒凝下焦

▼ **症状表现**

① 腹痛泄泻，泻完后疼痛减轻，或急性腹痛，或下痢赤白黏冻，腹痛拘急，里急后重。

② 脘腹胀满，不想吃饭，身体和头部都感觉困重。

③ 手脚冰凉，腰膝冷痛，脚部拘挛，不能屈伸。

④ 男性出现阴疝，表现为阴囊、睾丸肿大偏胀，并伴有腹痛。

绷急弹指

紧脉——如按转索

紧脉，来往有力，左右弹人手（《素问》）。如转索无常（仲景）。数如切绳（《脉经》）。如纫箄线（丹溪）。

——《濒湖脉学》

紧脉的脉象解析

体状诗

原文

举如转索切如绳，脉象因之得紧名。
总是寒邪来作寇，内为腹痛外身疼。

紧脉 属于一种复合脉象，脉位不定，会发生变化。紧脉来去皆紧张有力，指下搏动令人有一种左右旋绞而紧急的感觉。紧脉主实寒证、痛证和宿食内阻等。

举如转索切如绳，脉象因之得紧名

【解析】紧脉的脉象就像摸到绷紧并转动的绳索，左右旋转，脉位频繁变动。不论是轻按，还是重按，紧脉摸起来都是很紧张的感觉。它较之弦脉，更紧绷，但是脉形不像弦脉那般直长。

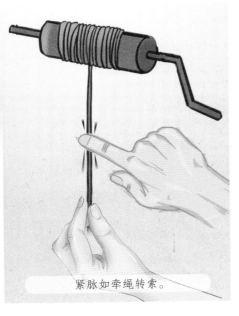

紧脉如牵绳转索。

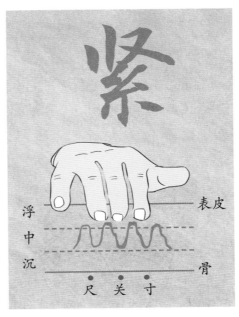

总是寒邪来作寇

【解析】出现紧脉的脉象，多是因为有寒邪侵袭。

寒邪是中医"六淫"之一，自然界中，我们用温度来表示寒热，温度低为寒，温度高为热。对人体来说，能让人体感受到冷的因素都属于寒。寒性收引，导致脉管紧缩而拘急，从而出现紧脉。

脉象比弦脉
更为紧绷，
但脉形
不似弦脉那般直长。

内为腹痛外身疼

【解析】寒邪聚集在身体内部表现为腹痛；寒邪聚集在身外，就表现为浑身上下都觉得疼痛。

脉象轻轻搭上去就能感受到脉搏跳动，并且有绷得紧紧的感觉，表示寒邪在表。脉象需要用力往下按才能感觉到，表示寒邪在里。寒邪侵袭体表，体表的阳气受伤，出现恶寒；体表肌肤收缩，出现身体酸痛不适；皮肤及皮下血管收缩，皮肤的散热功能就会受到抑制，不容易出汗，所以患风寒感冒时多无汗。

兼脉主病

紧脉兼浮脉 ▽
表证，伤寒发热、头痛、咳嗽

紧脉兼沉脉 ▽
里证，心腹痛或胀满等

紧脉兼细脉 ▽
疝瘕

紧脉兼实脉 ▽
胀痛

紧脉兼涩脉 ▽
寒痹

紧脉的病症诊断

主病诗

原文

紧为诸痛主于寒，
喘咳风痫吐冷痰。
浮紧表寒须发越，
紧沉温散自然安。
寸紧人迎气口分，
当关心腹痛沉沉。
尺中有紧为阴冷，
定是奔豚与疝瘕。

解析

紧脉主寒证、痛证，肺有寒邪而见喘咳，肝因寒郁而见风痫，脾受寒邪而吐冷痰。脉浮紧是寒邪在表，宜用辛温方药以发散寒邪；脉沉紧是寒邪在里，宜用辛热方药以温散里寒。

寸部紧脉有左手（人迎）、右手（气口）之分。如果外感寒邪，左寸可以见到紧脉；内伤寒盛，右寸可以见到紧脉。关部紧脉主中焦寒证，可见脘腹冷痛。尺部紧脉主下焦阴寒，可出现阴寒之气由腹部上冲咽喉的奔豚和寒凝下焦的疝痛等病。

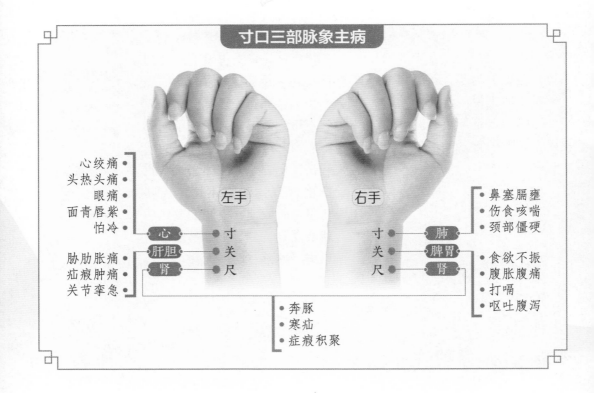

寸口三部脉象主病

左手
- 心绞痛
- 头热头痛
- 眼痛
- 面青唇紫
- 怕冷
  - 心 · 寸
- 胁肋胀痛
- 疝瘕肿痛
- 关节挛急
  - 肝胆 · 关
  - 肾 · 尺
  - 奔豚
  - 寒疝
  - 症瘕积聚

右手
  - 寸 · 肺
  - 鼻塞膈壅
  - 伤食咳喘
  - 颈部僵硬
  - 关 · 脾胃
  - 尺 · 肾
  - 食欲不振
  - 腹胀腹痛
  - 打嗝
  - 呕吐腹泻

紧脉典型症状

脉象 ▶ 左手寸脉紧

病因 ▶ 寒邪入里
心阳不振

▼ 症状表现

① 出现心绞痛，并伴有头热头痛、眼痛、面青唇紫、颈部僵硬、怕冷的症状。

② 小儿多见惊风，成人多见脑卒中。

脉象 ▶ 右手寸脉紧

病因 ▶ 风寒束肺

▼ 症状表现

① 伤寒咳嗽，喘促痰多，痰液色白清稀，还有泡沫。

② 发热轻，恶寒重，鼻塞，无汗，身体有痛感。

脉象 ▶ 左手关脉紧

病因 ▶ 寒滞肝脉

▼ 症状表现

① 有明显的痛感，疼痛位置可见于胁肋部、心窝处和腹部。

② 关节屈伸不利、抽筋、疼痛。

③ 腹部胀满、有肿块，疼痛剧烈。

脉象 ▶ 右手关脉紧

病因 ▶ 寒滞脘腹

▼ 症状表现

① 肠胃不舒服，食欲比平常减退许多，吃不了太多东西。

② 饱腹感很强，胃脘胀满、疼痛。

③ 经常打嗝，吃寒凉的食物会呕吐、腹泻。

脉象 ▶ 左右手尺脉紧

病因 ▶ 寒凝下焦

▼ 症状表现

① 若是奔豚，可见脐下悸动，气上冲咽喉，出现胸腹疼痛、头晕目眩、心悸、烦躁等症状。

② 若是寒疝，可见脐周疼痛，连及少腹，牵引睾丸，四肢厥逆或麻木，周身发冷或出冷汗。

③ 若是症瘕积聚，可见腹痛连及两胁，小腹拳急作痛，痛连阴部或睾丸。

28 种病脉脉象鉴别表

现代脉诊中共有 28 种病脉。为了方便大家记忆和了解，现将 28 种病脉的特点和主病归类整理，帮助大家记忆。

浮脉类与沉脉类脉象鉴别表

名称	脉象	主病
浮	举之有余，按之不足	表证、虚证
洪	脉体阔大，充实有力，来盛去衰	阳热亢盛、阴血虚少
濡	浮细无力而软	血虚、阴虚、湿困
散	浮取散漫而无根，伴至数或脉力不均	元气离散，脏气将绝
芤	浮大中空，如按葱管	失血、伤阴
革	浮而搏指，中空边坚	亡血、失精、半产、崩漏
沉	轻取不应，重按始得	寒证、积聚
伏	重按推至筋骨始得	邪闭、厥病、痛极
牢	沉按实大弦长	阴寒内积、疝气、症积
弱	沉细无力而软	阳气虚衰、阴血不足

浮脉类：轻取即得

沉脉类：重按始得

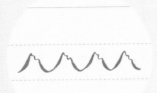

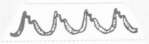

迟脉类与数脉类脉象鉴别表

名称	脉象	主病
迟	一息不足四至	寒证，亦见于邪热结聚
缓	一息四至，脉来怠缓	湿病、脾胃虚弱
涩	往来艰涩，迟滞不畅	精伤、血少、气滞、血瘀、夹痰、夹食
结	迟而时一止，止无定数	阴盛气结、寒痰瘀血、症瘕积聚
数	一息五至以上，不足七至	热证、里虚证
疾	脉来急疾，一息七八至	阳极阴竭，元气欲脱
促	数而时一止，止无定数	阳热亢盛、实邪郁滞
动	脉短如豆，滑数有力	疼痛、惊恐

迟脉类 一息不足四至

数脉类 一息五至以上

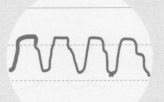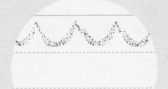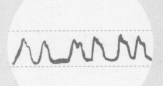

虚脉类与实脉类脉象鉴别表

名称	脉象	主病
虚	举按无力，应指松软	气血两虚、阴虚
微	极细极软，似有似无	阴阳气血俱虚，阳气暴脱
细	脉细如线，应指明显	气血俱虚、劳损、七情不和
代	迟而中止，止有定数	脏气衰微、疼痛、惊恐、跌仆损伤
短	首尾俱短，不及本部	有力主气郁，无力主气损
实	举按充实有力	湿热积滞、血瘀、气郁
长	首尾端直，超过本位	阳证、热证、实证
滑	往来流利，如盘滚珠	痰湿、食积、实热
弦	端直以长，如按琴弦	肝胆病、疼痛、痰饮、疟病
紧	绷急弹指，如按转索	寒证、痛证

虚脉类　应指无力

实脉类　应指有力

。第三章。
特殊脉象，
你了解多少

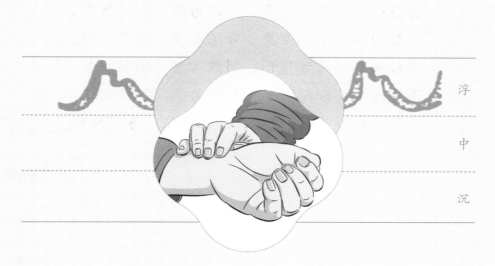

浮

中

沉

　　学习了常见脉象之后，有些特殊脉象也需要初学者加以了解，比如真脏脉和妇人脉。前者可判断脏腑的盛衰状况，有助于判断疾病的发展阶段和预后；后者因有经、孕、产、乳等特殊生理活动及其病变而具有特殊性。其他特殊脉象如奇经八脉和小儿脉，初学者也应了解并掌握。

奇经八脉的诊断

原文

奇经八脉，其诊又别。直上直下，浮则为督，

牢则为冲，紧则任脉。寸左右弹，阳跷①可决；

尺左右弹，阴跷可别；关左右弹，带脉当诀。

尺外斜上，至寸阴维，尺内斜上，至寸阳维。

督脉为病，脊强癫痫。任脉为病，七疝瘕坚。

冲脉为病，逆气里急。带主带下，脐痛精失。

阳维寒热，目眩僵仆。阴维心痛，胸胁刺筑，

阳跷为病，阳缓阴急；阴跷为病，阴缓阳急。

癫痫瘛疭②，寒热恍惚。八脉脉证，各有所属。

解析

奇经八脉的诊法又有不同。脉来都浮，而且直上直下，颇弦长，为督脉病变；脉来都现牢象，也是直上直下，颇弦实，为冲脉病变。寸部脉紧，或者从寸至关见细实而长的脉象，为任脉病变。寸部脉紧，好像是在左右弹动似的，为阳跷脉病变。尺部脉紧，同样左右弹动，为阴跷脉病变。关部脉紧，也是左右弹动不休的，为带脉病变。尺部脉向外侧斜上至寸，它的搏动往往沉大而实，为阴维脉病变。尺部脉向内侧斜上至寸部，它的搏动往往是浮大而实的，为阳维脉病变。督脉的病变，多见于颈项脊背强直，或见于癫证和痫证。任脉的病变，多见于七种疝证或体内积块。冲脉的病变，多见于气逆上冲、心腹急痛。带脉的病变，主女子带下、男子遗精。阳维脉的病变，多见于恶寒发热、眩晕昏厥。阴维脉的病变，多见于心胸两胁刺痛。阴跷脉和阳跷脉的病变，既可见于经脉拘挛，又可见于经脉弛缓。至于癫痫、肢体抽搐、恶寒发热、精神恍惚，均分属奇经八脉病变，必须仔细地进行分辨。

---

① "跷"为古代字，现写作"跷"，如阳跷脉写作阳跷脉，阴跷脉写作阴跷脉。
② 瘛疭（chī zòng）：指肢体抽搐。

　　奇经八脉的病症主要分为虚、实两种证型,实证多是外感六淫、饮食不慎、跌倒损伤以及痰瘀等原因导致奇经气血阻滞不得畅通而病;虚证多数由于七情内伤、先天不充、后天失调或大病久病致精血内耗,脏腑功能衰退而成。现将奇经八脉的主病分列如下所示。

督脉病

实 证 腰背脊膂疼痛、头痛、颈项强直、脑卒中、角弓反张、癫狂、手足拘挛、癃闭等。

虚 证 头重、眩晕、摇头、震颤、伛偻、呵欠频多、健忘、智力低下等。

任脉病

实 证 阴部或阴茎疼痛、血尿、痢疾、呃逆,男性疝气,女性盆腔肿块等。

虚 证 女性子宫虚寒不孕、滑胎、月经不调、子宫脱垂等,男性阳痿、早泄、遗精等。

冲脉病

实 证 胸腹疼痛、胃肠痉挛、腹胀气逆上冲等。

虚 证 女性月经不调、滑胎、不孕症、崩漏等,男性阳痿、无精或精子量少的不育症、无须等。

带脉病

实 证 胸腰脊痛、腹股痛、带状疱疹等。

虚 证 下肢麻痹、腰腹肌肉松弛无力、疝气及女性带下等。

阳跷脉病

实 证 腰背强直痛、下肢痉挛、足外翻、目赤痛、头痛等。

虚 证 失眠、眉棱骨痛、手足麻木等。

阴跷脉病

实 证 癫痫、下肢痉挛、足内翻、便秘、小腹疼痛等。

虚 证 嗜睡、梅核气、肠鸣、小便淋沥等。

阳维脉病

实 证 恶寒发热、肢节肿痛、头项疼痛、目赤肿痛等。

虚 证 盗汗、眉棱骨痛、手足心热且麻木、跟骨痛、膝部畏冷等。

阴维脉病

实 证 胸脘胀闷而痛、带状疱疹、反胃噎膈等。

虚 证 心痛、肠鸣泄泻、脱肛等。

真脏绝脉的诊断

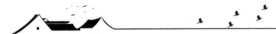

病脉既明，吉凶当别。经脉之外，又有真脉①。肝绝之脉，循刀责责。

心绝之脉，转豆躁疾。脾则雀啄，如屋之漏，如水之流，如杯之覆。

肺绝如毛，无根萧索，麻子动摇，浮波之合。肾脉将绝，至如省客，

来如弹石，去如解索。命脉将绝，虾游鱼翔，至如涌泉，绝在膀胱。

真脉既形，胃已无气，参察色证，断之以臆。

　　各种病脉的脉象和主病都已明晓，对于各种病症的预后好坏，也应该能做出鉴别。而常脉之外，还有真脏脉应予区分。

　　肝脏真气衰绝的脉象，好像摸着刀刃，坚硬而缺乏柔和。心脏真气衰绝的脉象，触之如豆旋转，躁急而少从容。脾脏真气衰绝的脉象，好像鸟雀啄食，连连数急，又如屋漏残滴，时断时续，又如水流不返，杯覆不收，脉气不继。肺脏真气衰绝的脉象，如触之鸟毛，飘浮无根，缺少生气，如同麻子仁之动摇，或如浮波之叠合，至数模糊不清。肾脏真气衰绝的脉象，如不速之客，来去无常，来如弹石，坚劲而缺乏柔和，去如解索，散乱而无根基。命门真气衰绝的脉象，来去模糊很难辨识，如虾之游在波，时隐时现，如鱼之翔在水，似有似无。膀胱真气衰绝的脉象，如涌出的泉水，有去无来，浮散无根。

　　凡是出现以上几种真脏脉象的，预示胃气已无，为危重之证。但也应四诊合参，结合其他症状，综合分析判断。

无胃之脉	无根之脉	无神之脉
以无冲和之意、应指坚搏为主要特征，如偃刀脉、转豆脉、弹石脉。	以虚大无根或微弱不应指为主要特征，如釜沸脉、鱼翔脉、虾游脉。	以脉律无序、脉形散乱为主要特征，如雀啄脉、屋漏脉、解索脉。

①真脉：即真脏脉，为五脏真气败露的脉象。

　　真脏脉多见于疾病后期，是无胃、无神、无根之脉，在后世医家的完善下，有七绝脉和十怪脉之分。不过随着医疗技术的发展，对真脏脉的认识更加充分，有一些并不是真的无可救药，若是诊到真脏脉，还是应该积极治疗。现将七绝脉的脉象特征及主病叙述如下。

釜沸脉

脉象特征 脉在皮肤，浮数之极，至数不清，如釜中沸水，浮泛无根。

主 病 此为三阳热极、阴液枯竭之候。

鱼翔脉

脉象特征 脉在皮肤，头定而尾摇，似有似无，如鱼在水中游动。

主 病 此为三阴寒极、阳亡于外之候。

虾游脉

脉象特征 脉在皮肤，如虾游水，时而跃然而去，须臾又来，其急促躁动之象仍如前。

主 病 此为孤阳无依、躁动不安之候，主大肠气绝。

屋漏脉

脉象特征 脉在筋肉之间，如屋漏残滴，良久一滴，即脉搏极迟慢，溅起无力。

主 病 此为胃气将失、营卫将绝之候。

雀啄脉

脉象特征 脉在筋肉间，连连数急，三五不调，止而复作，如雀啄食之状。

主 病 此为脾无谷气，已绝于内。

解索脉

脉象特征 脉在筋肉之间，乍疏乍密，如解乱绳状。这是一种时快时慢、散乱无序的脉象。

主 病 肾与命门之气皆亡。

弹石脉

脉象特征 脉在筋肉之下，如指弹石，辟辟凑指，毫无柔和软缓之象。

主 病 此为肾气竭绝之象。

　　另外，其余三种真脏脉为：偃刀脉、转豆脉、麻促脉，统称为"十怪脉"。

妇人脉诊有区别

妇人之脉，以血为本。血旺易胎，气旺难孕。

少阴动甚，谓之有子，尺脉滑利，妊娠可喜，

滑疾不散，胎必三月，但疾不散，五月可别，

左疾为男，右疾为女，女腹如箕，男腹如釜。

欲产之脉，其至离经，水下乃产，未下勿惊。

新产之脉，缓滑为吉，实大弦牢，有证则逆。

解析

　　诊察女性的脉象，要从营血的虚、实、寒、热几方面来分辨，因为女性的生理活动以营血为本。营血旺盛便容易受精成胎，阳气过旺而营血不足便难以受孕。

　　女性怀孕以后，首先从心经的脉搏反映出来，脉搏动数急，往来流利，为有孕之脉。尺部脉滑利，那就是妊娠之象。

　　若尺脉更显滑而疾数，稍加重按便略带软散，则受孕已达3个月；若只有疾脉而不散，则说明怀胎已5个多月了。

　　左尺脉来多滑疾，腹部膨隆如釜（锅）底，圆而尖凸，预示胎儿可能为男。右尺脉来多滑疾，腹部胀大呈簸箕形，圆而稍平，预示胎儿可能为女。

　　临产之脉，其至数与常人之脉有别，也叫作"离经脉"。凡孕妇临产，羊水得下即可生产，羊水未下也不必惊慌。

　　生产之后，胎去血虚，但脉来犹见缓滑者为吉，如果脉见实大弦牢，并伴有不适感，则为逆证。

女性有经、孕、产、乳等特殊的生理活动及其病变，因而其脉诊也有一定的特殊性。兹列如下，方便区分。

月经脉

经期或经期前后脉象滑利，属于正常脉象。若脉象弦数或滑数有力，多为实热证。脉细数者多为血热伤津，阴亏血少。脉沉细而涩者，多为肝肾亏损，精血不足，血海空虚。脉沉涩而不细者，多为气滞血瘀，冲任不畅。若脉虚大而芤者，则多为气脱血崩，要高度重视。闭经有虚实之分，脉来细涩，或细弱，或尺脉微，多为冲任虚亏、精血不足的虚闭证；脉来弦涩，多为邪气阻滞的实闭证。

喜脉

女性怀孕时的脉象为尺脉滑利。滑数而兼散象，说明怀孕已经 3 个月了；只有疾脉而不散，则怀孕已经 5 个月了。脉诊对于确定女性是否怀孕，或者怀男怀女，有一定的参考价值，但不能仅凭脉诊判断，还应注重四诊合参。

当医者诊得滑脉或提示怀孕之脉时，还应当询问月经是否正常，本次停经时间多久，结婚与否，近期饮食喜恶有何变化，有无恶心呕吐等情况，综合判断，并做科学检测，才能确诊。

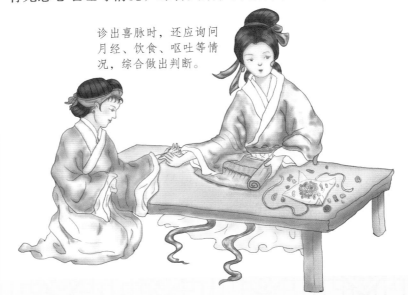
诊出喜脉时，还应询问月经、饮食、呕吐等情况，综合做出判断。

临产脉

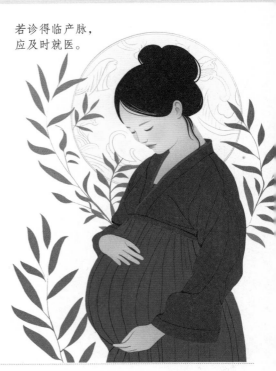

若诊得临产脉，
应及时就医。

　　临产孕妇可出现不同于平常的脉象，称"离经脉"。平日之脉原浮，临产则脉忽沉；平日之脉迟，临产则脉忽数，至如大小滑涩，临产皆忽然而异。或尺部转急，如切绳转珠者，欲产也。孕妇双手中指两旁从中节至末节出现脉搏跳动，即是临产之征。

带下脉

　　带下色白，清稀如涕，脉缓或濡弱，多为脾虚肝郁，带脉失约，湿浊下注所致；若带下色黄，宛如浓茶，脉来滑数，多为湿热下注，损伤冲任所致；带下色青，黏稠不断，其气腥臭，脉来弦滑而数，多为肝郁湿热所致；带下色红，似血非血，烦躁易怒，脉左关弦数，右关稍缓，此为肝郁化火，横克脾土，湿热下注，与血俱下；带下色黑，气腥，伴有腹中疼痛、小便赤涩、烦热、喜冷饮、脉来洪大，此为胃火太旺，与命门、膀胱、三焦之火合而煎熬所致。

产后脉

　　女性产后气血亏虚，故脉象多为虚缓平和。脉细弱伴乳汁不足，为气血虚弱之候；脉弦而见乳汁量少，多属肝气郁结；脉弦紧伴腹痛、恶露不下，多为寒凝气滞。

小儿诊脉要谨慎

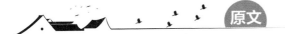

原文

小儿之脉，七至为平，
更察色证，与虎口文①。

解析

小儿的脉象，一息七至正常。临证之际，更应注意观察面部色泽、指纹的变化。

诊小儿脉与诊成人脉有所不同。小儿寸口部位狭小，难以区分寸、关、尺三部，再则小儿就诊时容易惊哭，惊则气乱，气乱则脉无序，故难以诊察。因此，儿科诊病注重辨形色、审苗窍。后世医家有一指总候三部的方法，这是诊小儿脉的主要方法。

一指定三关

一指总候三部的诊脉法简称"一指定三关"。操作方法是：用左手握住孩子的手，对 3 岁以下的孩子，可用右手拇指或食指按于掌后高骨处诊得脉动，不分三部，以定至数为主；对 3~6 岁的孩子，以高骨中线为关，以一指向高骨的前后两侧（掌端和肘端）滚转寻三部；对 6~9 岁的孩子，可以向高骨的前后两侧（掌端和肘端）挪动拇指，分别诊寸、关、尺三部；对 9~10 岁的孩子，可以次第下指，依寸、关、尺三部诊脉；10 岁以上的孩子，则可按诊成人脉的方法取脉。

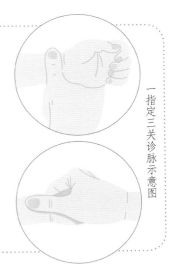

一指定三关诊脉示意图

小儿病脉

由于小儿疾病一般都比较单纯，故其病脉也不似成人那么复杂，主要以脉的浮、沉、迟、数来辨病证的表、里、寒、热；以脉的有力、无力来定病证的虚、实。浮脉多见于表证，浮而有力为表实，浮而无力为表虚；沉脉多见于里证，沉而有力为里实，沉而无力为里虚；迟脉多见于寒证，迟而有力为实寒，迟而无力为虚寒；数脉多见于热证，浮数为表热，沉数为里热，数而有力为实热，数而无力为虚热。此外，痰热壅盛或食积内停可见滑脉；湿邪为病可见濡脉；心气、心阳不足可见虚弱脉。

①文：通"纹"，指纹之意。

如何看色证

"察色证"主要是观察面部的色泽与光泽。光泽主要反映脏腑精气的盛衰，对判断病情轻重和预后有重要的参考价值。

人的面部正常颜色是红润、有光泽。根据中医五色主病，可以判断病情。白色主虚寒、脱血、夺气；黄色主脾虚、主湿；赤色主热证，虚热与实热均可见赤色，要仔细分辨；青色主寒证、痛证、瘀血、气滞与惊风；黑色主肾虚、寒证、水饮与瘀血。

如何看虎口纹

察虎口纹就是观察小儿食指掌侧前缘浅表脉络（小血管）的形色以及位置变化，从而诊察病情的方法。此方法主要适用于 3 岁半以下的小儿。判断要点可以概括为："浮沉分表里，红紫辨寒热，淡滞定虚实，三关测轻重。"

浮沉分表里：指纹浮而显露，为病邪在表，见于外感表证，因外邪袭表，正气抗争，鼓舞气血趋向于表，故指纹浮显；指纹沉隐不显，为病邪在里，见于内伤里证，因邪气内困，阻滞气血，难于外达，故指纹沉隐。

红紫辨寒热：指纹颜色鲜红，主外感风寒表证，因风寒外袭，邪正相争，气血趋向于表，故指纹浮显易见而纹色偏红；指纹紫红，主内热证，因热盛血涌，气血壅滞脉络，故纹色紫红。

淡滞定虚实：指纹浅淡而纤细者，多属虚证，因气血不足，脉络不充所致；指纹浓滞而增粗者，多属实证，因邪正相争，气血壅滞所致。

三关测轻重：小儿食指按指节可以分为三关：食指靠近掌侧第一节为"风关"；中间一节为"气关"；靠近食指端一节为"命关"。根据络脉在食指三关出现的部位，可以测定邪气的浅深，病情的轻重。指纹显于风关，是邪气入络，邪浅病轻，可见于外感初起；指纹达于气关，是邪气入经，邪深病重；指纹达于命关，是邪入脏腑，病情严重；指纹直达指端，称为"透关射甲"，提示病情凶险，预后不良。

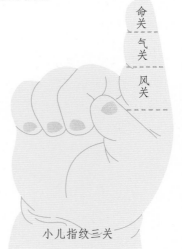

小儿指纹三关

。第四章。
切脉辨体质

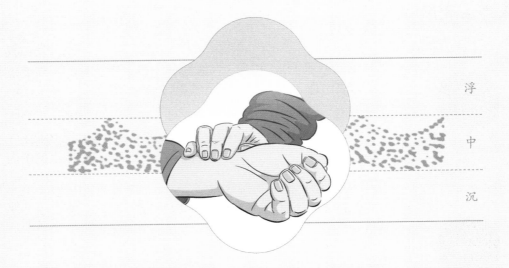

浮

中

沉

　　本章重点介绍了气虚、阳虚、阴虚、痰湿等 7 种常见的体质类型，通过分析脉象特征以及不同证型的症状表现，方便大家更好地判断自己属于哪种体质。另外，在教会大家分辨体质的同时，还针对不同体质类型给予饮食、中药、穴位等方面的调理建议，更具有实用性。

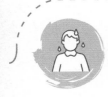

气虚体质

气虚体质主要特征为气息低弱和脏腑功能低下。先天气虚多是先天禀赋不足导致的，后天气虚多是因为肺脾不足。临床上气虚的症状多为易汗出、周身倦怠乏力、精神萎顿、头晕耳鸣。

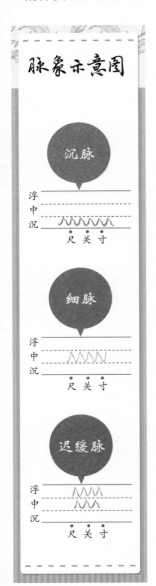

脉象示意图

沉脉

细脉

迟缓脉

气虚体质证型表现

脉象表现

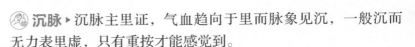

🖐 **沉脉** ▶ 沉脉主里证，气血趋向于里而脉象见沉，一般沉而无力表里虚，只有重按才能感觉到。

🖐 **细脉** ▶ 气虚无力推动血液流动，脉管失于濡养，日久脉道就会变得狭窄，多见脉细如线，波动小，重按应指尚明显，能分清至数。

🖐 **迟缓脉** ▶ 气虚者气化功能减弱，血液运行缓慢，导致血液运行不畅。因此其脉往往沉取仍觉力弱，脉象迟缓无力。

舌象及症状表现

❤ **心气虚** ▶ 症见心慌、心悸、气短、神疲乏力、自汗等。

🫁 **脾气虚** ▶ 症见食欲不振、腹胀、乏力、大便不成形等。

🫘 **肾气虚** ▶ 症见腰膝酸软、畏寒肢冷、精神萎靡。

🫁 **肺气虚** ▶ 症见气短自汗、声音低怯、咳嗽气喘、胸闷等。

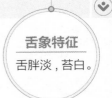

舌象特征

舌胖淡，苔白。

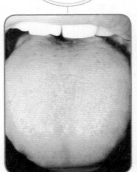

气虚体质的调养

气虚体质者往往正气不足，卫气不固，想要调理气虚体质，需要补气养气。

饮食调理

气虚体质者应注意一些饮食禁忌，不宜食辛辣、油腻、寒凉以及下气的食物，如辣椒、肥肉、冰镇食物等。夏季可吃黄鳝、桂圆等；冬季可吃羊肉、老母鸡等，以补气养气、增强体质。

推荐用药

气虚体质者可以在医生指导下选择合适的药物。如果是心气虚，应以益气养阴为主，可选用七福饮；如果是肺气不足，应以补益肺气为主，可选用补肺汤；如果是脾气亏损，应以健脾益气为主，可选用四君子汤；如果是肾气不充，应以益气补肾为主，可选用大补元煎。

中医理疗

气虚体质者调养以按摩、艾灸等温补疗法为主，有助于益气健脾、增强抵抗力。比如，按摩膻中可调节人体气机，按摩气海可温阳益气，每穴宜按摩3~5分钟；艾灸足三里可气血双补，艾灸脾俞可健脾和胃，每穴宜灸10分钟左右。

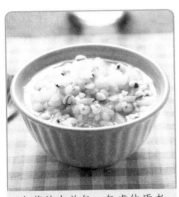

山药补中益气，气虚体质者宜常食。

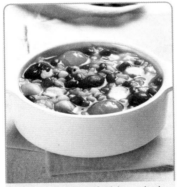

粥中食材健脾效果好，有助于补益脾气。

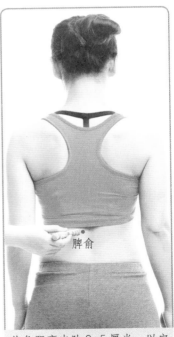

脾俞

艾条距离皮肤3~5厘米，以穴位处皮肤感到温热、舒适为宜。

粥 **黄芪山药粥** ▶ 黄芪、山药各30克，薏苡仁、粳米各50克。山药去皮洗净，切小丁。先将黄芪水煎30分钟，然后加入薏苡仁、粳米和山药，熬煮成粥即可。此粥可健脾固肾、益气固表。

粥 **八宝粳米粥** ▶ 将大枣、芡实、薏苡仁、白扁豆、赤小豆、粳米洗净后倒入锅中，再放入山药、桂圆肉，加适量水，用小火熬煮成粥即可。此粥可健脾补虚。

阳虚体质

阳虚体质是指当人体脏腑功能失调时，易出现体内阳气不足、阳虚生里寒的症状，多因先天禀赋不足，加之寒邪外侵或过食寒凉的食物，忧思过度而发病。阳虚体质者大多数是脾阳、肾阳不足所致，主要表现为常年手脚冰凉、怕风怕冷，甚至夏天也不敢吹风扇或空调，经常腰膝酸软。

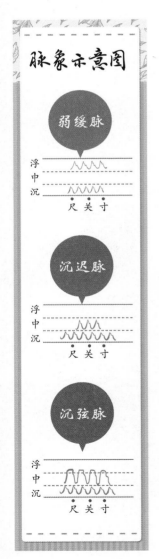

脉象示意图

弱缓脉

浮
中
沉
尺 关 寸

沉迟脉

浮
中
沉
尺 关 寸

沉弦脉

浮
中
沉
尺 关 寸

阳虚体质证型表现

脉象表现

弱缓脉 ▸ 阳虚一般脉弱而缓，以迟脉最为明显。

沉迟脉 ▸ 若尺脉沉而无力，手指按在脉上需重按才可得脉，且脉来迟缓，一息不过四至，乃是肾阳虚。肾阳虚衰，不能推动气血运行，导致尺脉脉位沉且脉来无力。

沉弦脉 ▸ 若尺脉沉弦，重按如按在弦上，指下如绷紧的琴弦跳动顶手，寸脉却弱而无力，说明阳虚寒凝于下。

舌象及症状表现

脾阳虚 ▸ 症见腹胀纳少、腹痛喜温喜按、畏寒怕冷、四肢冰凉、气短懒言、神疲乏力。

肾阳虚 ▸ 症见腰膝酸软、畏寒肢冷、精神萎靡。

心阳虚 ▸ 症见失眠多梦、心悸、气短、胸闷、心慌、汗出。

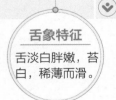

舌象特征

舌淡白胖嫩，苔白，稀薄而滑。

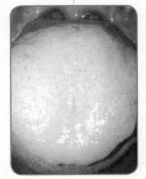

阳虚体质的调养

阳虚的人体内缺乏阳气，所以要避免阳气被无端耗损，也要在饮食和运动上多加注意，以补益阳气。

饮食调理

阳虚体质应该温补，缓缓调治，同时兼顾脾胃，适当多吃些温阳壮阳的食物，以补脾阳为主。多食有益阳功效的食物，如核桃、板栗、韭菜等；不宜多吃寒性食物，如芹菜、绿豆、西瓜等；少食生冷黏腻之品；盛夏不要过食寒凉。

推荐用药

阳虚体质者多见脾阳虚和肾阳虚，在选择方剂时也应对证用药。脾阳虚可用理中汤健脾补虚；肾阳虚可用金匮肾气丸温补肾阳；心阳虚可用保元汤益气温阳。

中医理疗

阳虚以内寒为主，适合用艾灸给身体补充热量，然后再通过按摩来温通经脉，温养肢体。艾灸肾俞、命门可温补肾阳，艾灸气海可温补全身阳气，以上穴位每次宜灸10分钟左右；按摩神阙可补阳补虚，按摩关元可强肾固本，以上穴位每次宜按摩3~5分钟。

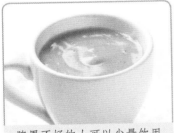

脾胃不好的人可以少量饮用此糊。

(糊) 核桃板栗糊 ▶ 阳虚体质者可取适量板栗肉蒸熟，再将其与核桃仁一同放入榨汁机中，加适量水，打成糊状即可。本品有补肾温阳的功效。

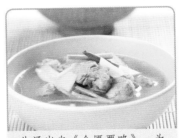

此汤出自《金匮要略》，为经典的祛寒补虚药膳。

(汤) 当归生姜羊肉汤 ▶ 当归90克，生姜150克，羊肉500克。羊肉洗净切块，氽水；生姜切片。将所有食材入锅，烧沸后加料酒、胡椒和盐，小火炖1小时，至羊肉熟烂即可。此汤可补阳祛寒，缓解手脚冰凉、怕冷的症状。

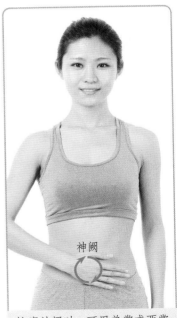

神阙

按摩神阙时，可用单掌或两掌相叠，顺时针按揉。

阴虚体质

阴虚体质是由于体内津液、血液等亏少，人体阴液不足，滋润、制约阳热的功能减退，而出现燥、热等表现。主要症状有身体消瘦、经常感到口干舌燥、总想喝水、偏爱冷饮。

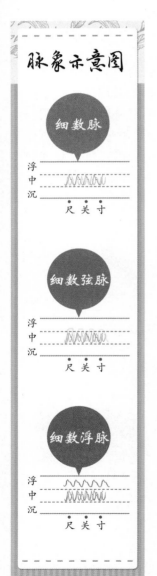

脉象示意图

细数脉

浮
中
沉

尺 关 寸

细数弦脉

浮
中
沉

尺 关 寸

细数浮脉

浮
中
沉

尺 关 寸

阴虚体质证型表现

脉象表现

细数脉 ▶ 久病阴虚，脉象表现为细数而力度稍弱。因大量失血出现阴虚症状者，则见脉细，也可有弱脉表现。所有脏腑出现阴虚的情况均可表现为细数脉，但不同脏腑也有一些脉象上的差异。

细数弦脉 ▶ 肝阴虚，弦脉主肝病，所以除了细数脉，还会有弦脉表现。肝主气机，肝阴虚导致气机不畅，脉气因此而紧张，从而出现弦脉，指下如按琴弦，脉势生硬。

细数浮脉 ▶ 肾阴虚，不能充盈血脉而见脉细；阴虚阳盛而生热，则见脉数。若肾阴虚不能潜阳，阳气浮越，也可见脉虚大而浮。

舌象及症状表现

心阴虚 ▶ 症见心烦、心悸、失眠、盗汗、手足心热等。

肺阴虚 ▶ 症见干咳少痰、潮热盗汗、形体消瘦等。

肝阴虚 ▶ 症见头晕耳鸣、两目干涩、口苦咽干、急躁易怒等。

胃阴虚 ▶ 症见腹胀、腹痛、口唇干燥、消谷善饥等。

肾阴虚 ▶ 症见头晕耳鸣、两目干涩、口苦咽干、急躁易怒等。

舌象特征
舌质红，舌苔少或有裂纹。

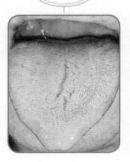

阴虚体质的调养

阴虚体质者多津液不足，所以调理时应以滋阴清热、滋补肝肾为主要原则。

饮食调理

阴虚体质者宜食甘凉滋润、生津养阴以及富含膳食纤维和维生素的食物，如银耳、梨、桑葚等，忌吃辛辣刺激、煎炸爆炒以及脂肪和糖类含量过高的食物，如辣椒、生姜、羊肉、桂圆等。

推荐用药

阴虚体质者应用养阴润燥的方剂进行调理，心阴虚者以天王补心丹合朱砂安神丸加减为代表方，可滋阴清热、养心安神；肺阴虚者以百合固金汤为代表方，可滋阴润肺、清热化痰；胃阴虚者以沙参麦冬汤为代表方，可滋养胃阴、生津润燥；肝阴虚者以一贯煎为代表方，可滋养肝阴、缓急止痛；肾阴虚者以知柏地黄丸为代表方，可滋阴清热。

中医理疗

阴虚体质者可以先疏通经络，再辅以刮痧清热，这样可以提升身体化生津液的能力。比如，按摩太冲、行间滋补肝阴、疏肝解郁，每穴宜按摩1~3分钟；刮痧三阴交滋阴补血，宜刮10分钟左右；刮肾经可调和肾阴肾阳，应从上往下刮，每次宜5~10分钟。

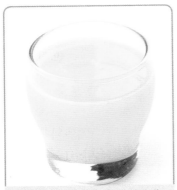

菠萝和梨都有生津止渴的作用，夏季暑热可常饮。

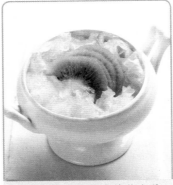

本品还有助于稳定情绪和美容养颜。

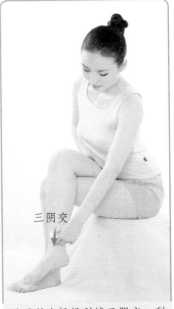

三阴交

用面刮法轻轻刮拭三阴交，刮至出痧为宜。

菠萝梨汁 ▶ 将菠萝和梨处理干净后，放入榨汁机中榨汁即可。此饮养阴生津、清心润肺，适合阴虚体质者饮用。

银耳猕猴桃羹 ▶ 将水发银耳洗净撕片放入锅内，加水煮至银耳熟。再放入猕猴桃片、冰糖，煮沸出锅即可。阴虚火旺者可多吃，有助于滋阴润肺、清热止咳。

痰湿体质

痰湿体质的形成多与脾胃虚弱有关，肥胖人群多见痰湿，主要表现为胖得不均匀，尤其是腹部很胖，面部皮肤比较油腻，头发也容易出油。

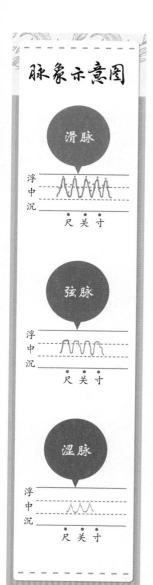

脉象示意图

滑脉

浮中沉

尺 关 寸

弦脉

浮中沉

尺 关 寸

涩脉

浮中沉

尺 关 寸

痰湿体质证型表现

脉象表现

滑脉 ▶ 痰湿体质初期多见滑脉。痰湿体质人群在初期或者痰湿较轻的时候，都是属于阴有余而阳不虚，所以常常会出现滑脉，还会伴有口渴喜冷饮、舌红苔黄腻等症状。

弦脉 ▶ 弦脉见于痰湿证日久，阳气始衰。痰湿体质人群痰饮日久，体内痰湿过重，导致湿气黏滞不去，严重阻碍身体气血的运行，加上阳气不足，胃气衰弱，使得推动力弱，所以脉象由初期的滑脉转为弦脉。

涩脉 ▶ 涩脉常见于痰湿较重的人群。体内痰湿较重者，由于痰湿停滞体内时间过长，脏腑功能严重受损，气血衰弱，精亏血少，津亏质稠且干，便会形成顽痰、老痰。

舌象及症状表现

肺 痰湿蕴肺 ▶ 症见咳嗽反复发作、痰黏腻、痰色白或带灰色、体倦。

阻 痰湿中阻 ▶ 症见腹部痞塞不舒、胸闷、头晕目眩、身重困倦、恶心呕吐。

脾 脾虚痰湿 ▶ 食欲减退、腹胀、便溏、乏力、肥胖、浮肿、口干口苦等。

舌象特征

舌体胖大，边缘有齿痕，舌质颜色较淡，舌苔白腻或厚腻。

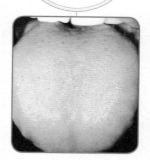

痰湿体质的调养

痰湿体质多是湿邪无法代谢出去所致，所以调理时应以祛湿化痰为主要原则。

饮食调理

痰湿体质的人可以从健脾、化痰、祛湿等方面来调理，多吃化痰祛湿、健脾的食物，如薏苡仁、赤小豆、绿豆、扁豆、冬瓜等。体形肥胖的痰湿体质者，应忌食肥甘厚味、滋补油腻以及酸涩苦寒之物。

推荐用药

痰湿体质者根据痰湿留滞部位不同而出现不同的症状，痰湿蕴肺者多见咳嗽，可选二陈平胃散合三子养亲汤，以燥湿化痰、温肺降逆；痰湿中阻者多见喘证，可选二陈平胃散，以燥湿化痰、理气和中。另外，脾虚也容易导致痰湿体质，可选用二陈丸、参苓白术散，以健脾化痰、燥湿利水。

中医理疗

痰湿体质选穴时应以健脾益气、利湿化痰的穴位为主。比如，脾俞、足三里、气海可健脾益气，每穴宜灸10分钟左右；水分、丰隆、阴陵泉可利湿化痰，每穴宜按摩3~5分钟。

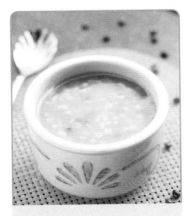

薏苡仁、赤小豆需提前浸泡。

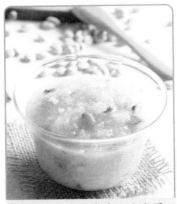

白扁豆生食有微毒，注意要煮熟食用。

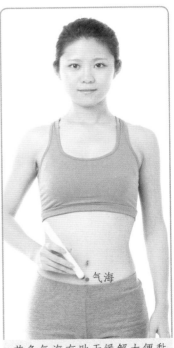

气海

艾灸气海有助于缓解大便黏腻、精神萎靡、神疲乏力等症。

🥣 **薏苡仁赤小豆粥** ▶ 可将薏苡仁和赤小豆洗净，赤小豆先下锅煮熟烂，再加入薏苡仁，待薏苡仁熟烂即可食用。此粥适合脾虚痰湿有水肿的人吃，有健脾、利水消肿的功效。

🥣 **山药扁豆糊** ▶ 将山药洗净，蒸熟，研成泥；白扁豆洗净，蒸熟，和白糖一起加入山药泥中，拌匀即可食用。本品不仅可以健脾除湿，还可以补气，痰湿体质者可常食。

血瘀体质

血瘀多由七情不畅、寒冷侵袭、年老体虚、久病未愈等引起，常因瘀血阻滞脏腑经络部位不同而出现不同的症状。患者主要表现为身上容易有不明原因的瘀青，舌头上有青紫色或紫色的小斑点，女性月经经血中有血块、颜色发紫或发暗等。

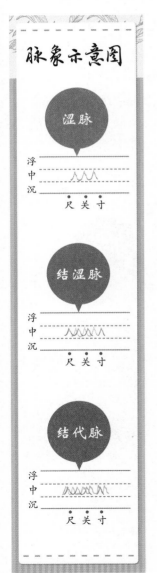

脉象示意图

涩脉

浮
中
沉

尺 关 寸

结涩脉

浮
中
沉

尺 关 寸

结代脉

浮
中
沉

尺 关 寸

血瘀体质证型表现

脉象表现

涩脉 ▶ 血瘀体质的人精亏血少，不能充养经脉，脉中气血往来不畅，脉象表现为涩而无力；若气滞血瘀，瘀血阻滞脉道，血脉被遏，也会导致脉气往来艰涩。这是因为实邪内盛，正气未衰，故脉涩而有力。

结涩脉 ▶ 瘀血积滞不散，心阳被抑，脉气阻滞而失于宣畅，故脉来缓慢而时有一止，且为结而有力。瘀血阻滞脉道，血脉被遏，这是由于实邪内盛，正气未衰，导致脉涩而有力。结脉与涩脉并见，多见于心脏功能性病变。

结代脉 ▶ 瘀血阻抑脉道，血行涩滞，脉代而应指有力，结代脉并见，常见于心脏器质性病变。

舌象及症状表现

气虚血瘀 ▶ 症见面色淡白或晦滞、身倦乏力、少气懒言、胸胁刺痛。

气滞血瘀 ▶ 症见胁肋疼痛、面色萎黄而暗、倦怠乏力、脘腹胀满、女子痛经。

阳虚血瘀 ▶ 症见畏寒肢冷、肢体麻木或有紫斑、胸痛、胁痛等。

舌象特征

舌色暗紫，舌苔薄白，舌边及舌尖有瘀斑、瘀点。

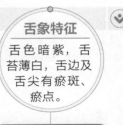
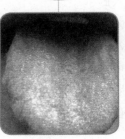

血瘀体质的调养

　　血瘀体质者多是瘀血阻滞所致，应以活血化瘀为主要调养原则。

饮食调理

　　适宜血瘀体质者食用的食物有莲藕、洋葱、蘑菇、木耳、海带、桃仁、油菜等。应忌食肥甘油腻、高胆固醇以及容易引起胀气的食物，如蛋黄、动物内脏等。

推荐用药

　　血瘀体质者可考虑服用逐瘀汤一类的汤剂，如果是气滞血瘀所致，可以服用血府逐瘀汤，以活血化瘀、行气止痛；如果是阳虚血瘀所致，可以服用少腹逐瘀汤，以活血祛瘀、温经止痛。另外，血瘀体质者常伴有气血不足，可用当归补血汤等补气血的药剂来调理。

中医理疗

　　血瘀体质者可用艾灸疗法活血化瘀，每次宜灸 10 分钟左右，比如，艾灸足三里可健脾补气，艾灸三阴交可活血调经，艾灸血海可补足气血。另外，因肝郁气滞导致的血瘀可经常刮痧膈俞、期门、合谷，有疏肝理气、化积通瘀的功效，每次宜刮 5 分钟左右。

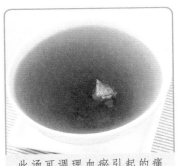

此汤可调理血瘀引起的痛经、月经不调。

（汤）**玫瑰川芎汤** ▶ 将玫瑰花、川芎、月季花洗净，放入砂锅中，加入适量清水，大火煮沸后转小火煲 40 分钟，最后加白糖调味即可。此汤可活血调经、疏肝理气，适合气滞血瘀者食用。

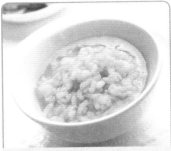

桃仁活血祛瘀、润肠通便，血瘀者可常食。

（粥）**桃仁山楂荷叶粥** ▶ 将桃仁、山楂、干荷叶放入锅中，加水煮沸，去渣取汁。再将粳米淘洗干净，与药汁和适量水一同煮成粥即可。此粥具有活血行气、化瘀除湿的功效。

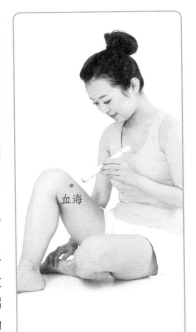

血海

艾灸血海可调理月经不调、痛经等症。

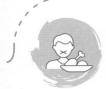

湿热体质

湿热体质通常是由肝胆久郁化热、脾胃积滞化湿、脾胃功能紊乱或是外邪侵入引起的。湿热体质者容易出现皮肤问题、消化道问题等，如湿疹、痤疮、胃口不好、口干口臭等。

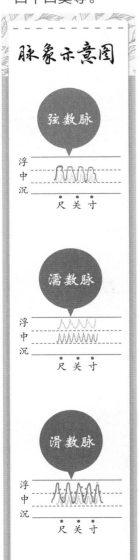

脉象示意图

弦数脉

浮
中
沉

尺 关 寸

濡数脉

浮
中
沉

尺 关 寸

滑数脉

浮
中
沉

尺 关 寸

湿热体质证型表现

脉象表现

弦数脉▶弦脉往往是肝脏功能出了问题；数脉往往提示体内有热。故而脉弦数说明肝经有热，湿热在肝胆。

濡数脉▶如果脉象为濡数没有力气，说明体虚或者有湿气，气血虚兼有内热，湿热在脾胃。

滑数脉▶因痰湿留聚、食积饮停，邪气充溃于脉道，鼓动脉气，故使脉象圆滑流利。因火热之邪波及血分，血行加速，此时脉来亦滑但必兼数。

舌象及症状表现

肝胆湿热▶症见口苦、易怒、尿黄、两胁肋痛。

脾胃湿热▶症见腹胀、恶心、呕吐、厌食、乏力、溏泻。

大肠湿热▶症见腹痛、泻痢、里急后重、肛门灼热。

膀胱湿热▶症见尿频尿急、尿道灼热、尿黄、小便胀闷，或发热腰痛、大便干。

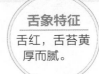

舌象特征
舌红，舌苔黄厚而腻。

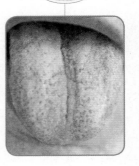

湿热体质的调养

湿热体质者多是气郁化火或积滞化热所致，应以祛湿除热为主要调理原则。

饮食调理

平时养成良好的饮食习惯，不暴饮暴食，不酗酒抽烟，不吃或少吃肥腻甘甜食物，以保持消化功能的状态良好。可以适当多吃祛湿除热、清利化湿的食物，如薏苡仁、绿豆、白扁豆、丝瓜、冬瓜等；也可适当地饮用一些茶，如艾叶、普洱可以除湿，竹叶、荷叶可以清热。

推荐用药

湿热体质要分湿重还是热重，一般来说，肝胆湿热者是热重于湿，脾胃湿热者是湿重于热，而膀胱和大肠湿热者则无明显的区分，以实际情况为准。湿重者以化湿为主，可选用六一散、三仁汤、平胃散等；热重者以清热为主，可选用连朴饮、茵陈蒿汤。如果有其他症状，则在化湿或清热的总原则下，再根据这些症状选择适宜的中药进行调理。

中医理疗

湿热体质可以用拔罐、刮痧等方法振奋阳气，阳气盛则湿气得化。比如，拔罐丰隆、阴陵泉，可化痰祛湿、化湿通阳，每穴宜留罐10分钟左右；刮痧曲池、肝俞，可清热泻火、清热活络，每穴宜刮5分钟左右。另外，也可经常按揉脾俞、胃俞以健脾除湿，每穴宜按3分钟左右。

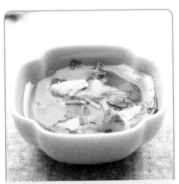

荷叶和茵陈都是祛湿利水的中药材，并且药性比较温和。

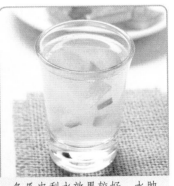

冬瓜皮利水效果较好，水肿患者可常饮此汤。

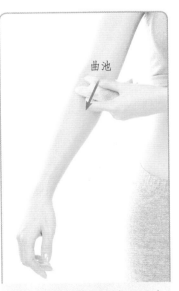

用面刮法刮拭曲池穴，以出痧为度，至痧退后再刮第2次。

饮 **茵陈荷叶茶** ▶ 茵陈5克，荷叶、绿茶各3克。用250毫升开水冲泡后饮用，冲饮至味淡即可。此茶可清热解毒、利湿退黄，缓解湿热证。

汤 **冬瓜皮汤** ▶ 将冬瓜皮洗净，切小块，加水煎煮至烂熟成汤即可。此汤有清热解毒、利尿消肿、清除胃火的功效。

气郁体质

　　气郁体质是气机不能外达而结聚于内时的表现，多与肝气郁结有关。气郁体质者的症状主要表现为经常觉得胸闷或者腹胀，睡眠质量差、入睡困难或睡眠较浅容易惊醒，女性月经紊乱，总是不准时。

脉象示意图

短涩脉

浮
中
沉

尺 关 寸

短脉

浮
中
沉

尺 关 寸

涩脉

浮
中
沉

尺 关 寸

气郁体质证型表现

脉象表现

短涩脉 ▶ 出现短涩脉，多是肝气郁结所致，气郁体质的人一般会呈现短涩、郁滞不畅的脉象。气滞会阻滞脉道，脉气不伸而见短脉，但必短而有力。气机不畅，血行壅滞，以致脉气往来艰涩。

短脉 ▶ 短脉主气郁和气机不通，气机阻滞，脉气不能伸展，故脉体短绌，且涩而有力。

涩脉 ▶ 郁闷不舒，肝气郁结，气血运行不畅而淤滞，多表现为脉势涩滞，往来如轻刀刮竹，脉律不齐且脉力不匀。

脉见凸起 ▶ 一旦脏腑功能失调，气机郁滞，则会在相应的脉位出现凸起，如肝气郁结，郁怒化火，则在左关脉出现圆包样的凸起，按之像内部压力较大的气囊。

舌象及症状表现

肝气郁结 ▶ 症见精神抑郁、胸部胀满、胸部疼痛、不思饮食等。

气郁化火 ▶ 症见情绪暴躁、头晕、头痛、口干等。

痰气郁结 ▶ 症见精神抑郁、咳嗽、咳痰、胸胁胀满等。

舌象特征
舌淡红，苔薄白，舌形尖、发红。

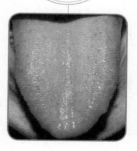

气郁体质的调养

气郁体质者多是肝气郁结，情绪不佳所致。因此，调理应以疏肝理气为主要原则。

饮食调理

平时加强饮食调补，可少量饮酒，以疏通血脉。多吃一些能行气的食物，如金橘、白萝卜、柑皮、荞麦、韭菜、刀豆等。忌食辛辣食物，忌饮咖啡、浓茶等刺激性饮品；少吃肥甘厚味，慎食收敛酸涩之物，如乌梅、泡菜、青梅、杨梅、酸枣、李子、柠檬等，以免阻滞气机而致气血不畅。

推荐用药

气郁体质的形成多与肝气不舒有关，调理常用逍遥散疏肝健脾、养血调经，以缓解胸胁胀痛、头晕目眩、月经不调等症状；若痰气郁结，可用半夏厚朴汤来调理，以化痰理气、解郁；若气郁化火，可用加味逍遥散以理气疏肝、降火气。

中医理疗

气郁体质者可采用按摩和刮痧的方法对穴位进行刺激，能够起到一定的调理效果。比如，按摩太冲、阳陵泉可疏肝理气、利湿清热，按摩行间可宽胸理气、清心安神，每穴宜按揉3~5分钟；刮痧膻中可理气活血，刮痧肝俞可疏肝泻火，刮痧肺俞可宣肺理气，每穴宜刮5分钟左右。

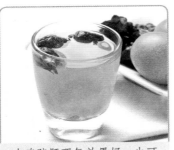

玫瑰疏肝理气效果好，也可直接泡茶饮用。

饮 玫瑰金橘饮 ▶将金橘洗净切碎后，放入锅内，加适量清水，用中火煮约15分钟，再放入玫瑰花稍煮片刻即可。此饮可疏肝理气、化痰止咳。

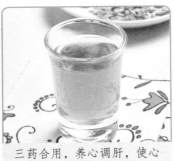

三药合用，养心调肝，使心气充，阴液足，肝气和。

汤 甘麦大枣汤 ▶用甘草9克，小麦15克，大枣10枚，水煎服用。此汤具有养心安神的作用，可以缓解气郁引起的精神恍惚、心烦、失眠等症状。

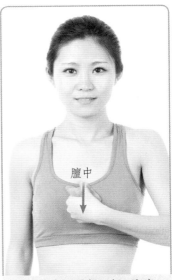

膻中

刮痧膻中可缓解心烦、胸痛、乳腺增生等症。

测一测你是什么体质

	1分	2分	3分	4分	5分	总分
气虚体质						
容易疲乏						
感觉气不够用，呼吸时接不上气						
容易心慌						
容易头晕或站起时眩晕						
比别人更容易感冒						
喜欢安静，懒得说话						
说话声音低弱无力						
活动量稍大就容易出虚汗						

得分 ≥ 21 时，为气虚体质；21> 得分 ≥ 17，倾向于气虚体质。

	1分	2分	3分	4分	5分	总分
阳虚体质						
手脚冰凉						
胃脘部、背部或腰膝部怕冷						
怕冷，衣服比别人穿得更多						
年纪轻轻就经常腰膝酸软						
比别人更容易感冒						
吃（喝）凉的食物容易腹泻，或者害怕吃（喝）凉的食物						
很少觉得口渴，常常忘记喝水						

得分 ≥ 19 时，为阳虚体质；19> 得分 ≥ 15，倾向于阳虚体质。

备注：没有此项表现得1分；很少出现得2分；有时出现得3分；常常出现得4分；总是出现得5分。

	1分	2分	3分	4分	5分	总分

阴虚体质

	1分	2分	3分	4分	5分	总分
感到手脚心发热						
感到身体、脸上发热						
皮肤和口唇比较干燥						
口唇的颜色比一般人红						
容易便秘或大便干燥						
面部两颧潮红或偏红						
时常感觉眼睛干涩						
感觉口干咽燥，总想喝水						

得分≥21时，为阴虚体质；21>得分≥17，倾向于阴虚体质。

痰湿体质

	1分	2分	3分	4分	5分	总分
感到身体沉重不轻松						
有胸闷或腹部胀满的感觉						
腹部肥满松软						
额头油脂分泌较多						
上眼睑轻微浮肿						
总感觉嘴里黏黏的						
平时痰多，总感觉咽喉部有痰堵着						
舌苔厚腻或舌苔很厚						

得分≥21时，为痰湿体质；21>得分≥17，倾向于痰湿体质。

	1分	2分	3分	4分	5分	总分
血瘀体质 皮肤会在不知不觉中出现青紫瘀斑	○	○	○	○	○	
面部两颧部位会有红血丝	○	○	○	○	○	
身体经常疼痛	○	○	○	○	○	
面色晦暗，或者脸上容易出现褐色斑点	○	○	○	○	○	
容易出现黑眼圈	○	○	○	○	○	
容易忘事（健忘）	○	○	○	○	○	
口唇颜色偏暗	○	○	○	○	○	

得分 ≥ 19 时，为血瘀体质；19> 得分 ≥ 15，倾向于血瘀体质。

	1分	2分	3分	4分	5分	总分
湿热体质 面部或鼻部油腻	○	○	○	○	○	
脸上容易生痤疮或皮肤容易生疮疖	○	○	○	○	○	
嘴里感到口苦或有异味	○	○	○	○	○	
大便时黏滞不爽、有解不尽之感	○	○	○	○	○	
小便时尿道有发热感、尿液浓或颜色深	○	○	○	○	○	
女性白带颜色发黄	○	○	○	○	○	
男性感觉到阴囊潮湿	○	○	○	○	○	

得分 ≥ 19 时，为湿热体质；19 >得分 ≥ 15，倾向于湿热体质。

	1分	2分	3分	4分	5分	总分
气郁体质 时常感到闷闷不乐、情绪低沉	○	○	○	○	○	
时常精神紧张、焦虑不安	○	○	○	○	○	
多愁善感，心理脆弱	○	○	○	○	○	
很容易感到害怕或很容易受到惊吓	○	○	○	○	○	
感到胁肋或乳房胀痛	○	○	○	○	○	
会无缘无故地叹气	○	○	○	○	○	
咽喉部有异物感	○	○	○	○	○	

得分 ≥ 19 时，为气郁体质；19> 得分 ≥ 15，倾向于气郁体质。

○第五章○

看舌诊脉，
综合诊断常见病

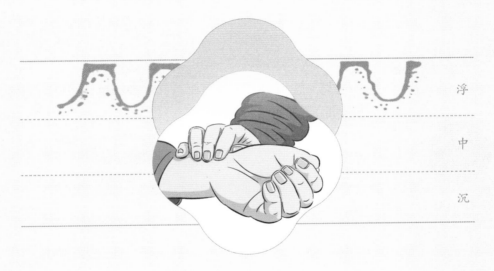

脉诊在临床上可推断疾病的进退预后，是辨证论治的一种重要的参考依据。本章重在将理论付诸实践，结合脉象和舌象对常见病进行综合诊断，并通过饮食、中药、穴位等多个方面给出调理建议。希望本章可以让初学者对脉诊的了解和应用更进一步。

头痛

头痛是很多疾病都能引起的一种自觉症状，中医将头痛分为外感风寒、肝阳上亢、气血双亏等证型。

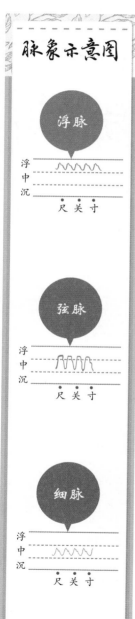

脉象示意图

浮脉

浮
中
沉

尺 关 寸

弦脉

浮
中
沉

尺 关 寸

细脉

浮
中
沉

尺 关 寸

头痛的辨证分型

脉象表现

浮脉▶ 浮脉主表证，属于外感头痛的脉象。风寒头痛、风热头痛都可出现浮脉，风寒头痛为感受寒邪所致，风热头痛是感受热邪所致。

弦脉▶ 若出现弦脉，主要是肝气郁结所致，肝阳亢盛，上扰头部，从而引起头痛。

细脉▶ 细脉主虚证，肾虚、血虚导致的头痛多为细脉。脉细并且无力，在头痛中多是肾虚，为肾精不足引起脑海空虚所致。

舌象表现

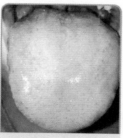

舌质淡，苔薄白。

舌质淡，苔薄黄。

舌质淡，苔薄白。

寒 外感风寒▶ 症见头痛连及项背，有拘急收紧感，遇风寒加重，恶风畏寒。

火 肝阳上亢▶ 症见头昏胀痛，伴随心烦易怒、夜寐不宁、口苦面红。

虚 气血双亏▶ 症见头痛眩晕、面色发白、神疲乏力、倦怠懒言。

头痛的调养

头痛患者一定要查明病因，再进行针对性的调理。平时要注意饮食和生活护理，调节好情绪，避免护理不当加重症状。

饮食调理

头痛患者饮食上要清淡，忌吃辛辣刺激、生冷的食物。在日常生活中要注意少吃巧克力、乳酪，少饮酒、咖啡、茶等容易诱发疼痛的食物或饮品。如果头痛不见好转，建议到医院进行详细的检查，根据检查结果进行相应的治疗。

推荐用药

如果是外感风寒所致头痛，治宜祛风散寒，可选用风寒感冒颗粒或者荆防颗粒；如果是肝阳上亢所致，治宜平肝潜阳，可选用天麻钩藤饮或镇肝熄风汤；如果是气血双亏所致，治宜补气养血，可选用八珍汤或人参养荣汤。

中医理疗

外感风寒型可按揉合谷、风池；肝阳上亢型可按揉太冲、行间；气血双亏型可按揉血海、气海。另外，太阳也是缓解头痛的常用穴，可配合按揉或是热敷。以上穴位，每穴各按摩1~3分钟。

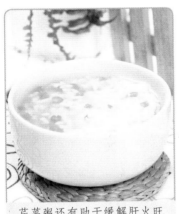

芹菜粥还有助于缓解肝火旺引起的高血压。

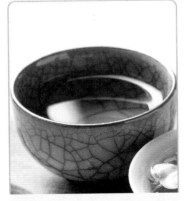

目赤肿痛者也可常饮荠菜茶。

芹菜粥 ▶ 芹菜洗净，切碎；粳米淘洗干净。将芹菜碎、粳米与适量水一同入锅煮粥，待米烂粥稠即可。此粥清肝降火，可缓解因肝火旺引起的偏头痛。

荠菜茶 ▶ 荠菜240克，白芽根120克。将两种材料洗净，切碎，加水煎汤即可。此茶清肝明目、凉血止血，有助于缓解高血压引起的头痛和头晕。

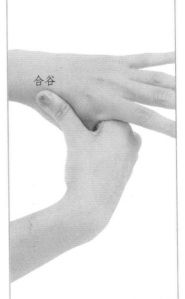

合谷止痛、止泻、解表，可用于调理头痛、流鼻血、牙痛等症。

失眠

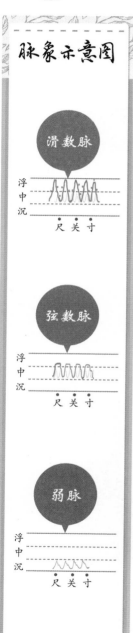

脉象示意图

滑数脉

浮
中
沉

尺 关 寸

弦数脉

浮
中
沉

尺 关 寸

弱脉

浮
中
沉

尺 关 寸

失眠在中医中又叫"不寐"，多是由于痰火、肝火扰心，或心脾两虚所致。

失眠的辨证分型

脉象表现

滑数脉 ▶ 失眠患者出现滑数脉，说明体内有痰湿，或是身体热盛之后阴阳失调，影响到正常的睡眠。

弦数脉 ▶ 在失眠患者中摸到的脉象有弦脉兼有数脉的表现，多与情绪有关，可能是恼怒伤肝或肝火旺盛扰乱心神导致失眠多梦，形成弦数脉。

弱脉 ▶ 失眠患者的脉象，沉细而软，多是气血亏虚、心脾两虚，不能养护心神，造成心神不安、入睡困难、多梦易醒。

舌象表现

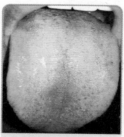

舌质红，苔黄腻。

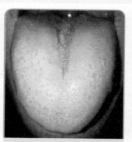

舌两边红，苔黄腻。

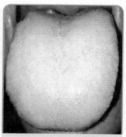

舌质淡，苔薄白。

痰火扰心 ▶ 症见心烦不寐、胸闷脘痞、腰膝酸软、嗳气。

肝火扰心 ▶ 症见失眠、眼干眼涩、胁肋胀满。

心脾两虚 ▶ 症见不易入睡、入梦易醒、心悸怔忡。

失眠的调养

失眠多是体内火旺侵扰心神所致，所以在调理时，要以清心降火、安心定神为主。

饮食调理

失眠患者的饮食应遵循规律进食、清淡饮食的原则。三餐要合理安排，避免睡前出现过饱或过饥的情况，少饮用含咖啡因的饮品，如可乐、茶、咖啡等，以免影响睡眠。

推荐用药

如果是痰火扰心导致的失眠，应清热化痰、和中安神，可以选用参连温胆汤调理；如果是肝火扰心所致，则应疏肝泻火、镇心安神，可选用龙胆泻肝汤；如果是心脾两虚所致，应补益心脾、养血安神，可选用归脾汤。另外，如果伴随其他症状，可遵医嘱随证加减。

中医理疗

缓解失眠，主要可按摩照海、申脉、神门、印堂、四神聪等穴位。如果是痰火扰心型，则加按内庭、足三里；如果是肝火扰心型，则加按行间、侠溪；如果是心脾两虚型，则加按心俞、脾俞、足三里。以上穴位，每穴各按摩 3~5 分钟。

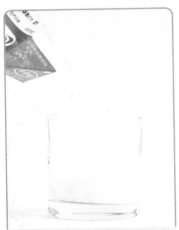

牛奶虽然助眠，但不建议一次饮用太多。

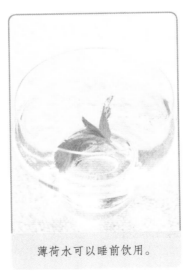

薄荷水可以睡前饮用。

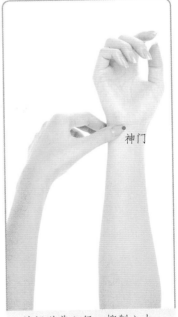

神门

神门滋养心经、抑制心火，也可用于缓解心痛、心烦。

饮 **牛奶** ▶ 每晚睡前可将牛奶加热后饮用。牛奶安神定志，有助于缓解失眠。

饮 **薄荷水** ▶ 取适量薄荷直接水煎服即可。此饮镇静安神、清热解毒，适合失眠者饮用。

腹泻

腹泻的病因有很多，主要是脾胃虚弱，脾气不能生发，水谷运化障碍所致，常见的证型有寒湿停滞、湿热伤中、脾胃虚弱。

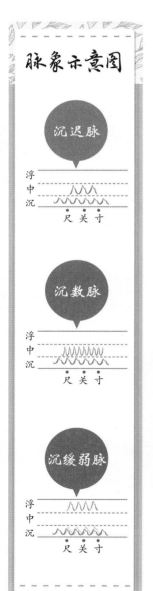

腹泻的辨证分型

脉象表现

沉迟脉▶寒邪引起的腹泻，脉象会表现为沉迟脉，这是因为迟脉主寒证，寒气阻碍血气运行，导致脉象迟缓。

沉数脉▶体内热邪炽盛的时候，患者脉象表现为沉数脉，这是因为数脉主热证，热气鼓动体内血气运行，使脉搏跳动加速。

沉缓弱脉▶沉脉主里证，缓脉主湿证，脾胃虚弱之人常出现此种脉象；弱脉非常软弱沉细，主气血不足、阳虚证。夏秋之际，暑湿邪气容易侵袭人体，伤于胃肠而出现腹泻，则表现为沉缓弱脉。

舌象表现

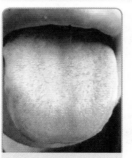

舌质暗淡，苔白腻。

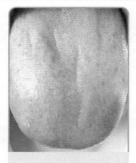

舌体胖大，舌质红。

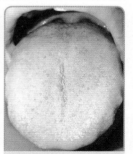

舌体胖大，边缘有齿痕，舌质淡，苔白。

寒 **寒湿停滞**▶症见腹泻、恶心、呕吐。

热 **湿热伤中**▶症见腹部隐痛、腹泻、口苦口黏。

虚 **脾胃虚弱**▶症见泄泻、胃脘隐痛、喜温喜按。

腹泻的调养

腹泻本身并不是非常严重的症状，但是腹泻会引起人体电解质紊乱、脱水，脱水严重时，会有生命危险。所以治疗腹泻首先要做的是防脱水，可以家庭自制补液盐，防止脱水。

饮食调理

在腹泻急性发作期，最重要的是维持水分和电解质的平衡，可以适当服用补液盐。饮食上多喝水、喝粥，减少油炸食品的摄入；不建议食用高蛋白食物，这样容易增加致敏的风险。

在恢复期要以清淡为主，减少高脂饮食；适当减少韭菜等粗纤维食物的摄入。建议以清蒸、炖、煮、白切、白灼等少油的烹饪方式为主。

推荐用药

如果是寒湿停滞引起的腹泻，治宜疏风散寒、化湿和中，可选用藿香正气散；如果是湿热伤中所致，治宜清肠解热、化湿止泻，可选用葛根黄芩黄连汤；如果是脾胃虚弱所致，治宜健脾益气、助运止泻，可选用参苓白术散。

中医理疗

缓解寒湿停滞引起的腹泻，可以按摩腰骶部，双手摩擦至腰骶部发热即可；湿热伤中型可按摩天枢、足三里、大肠俞、小肠俞，至微微发热即可；脾胃虚弱型可艾灸脾俞、中脘、三阴交或神阙，具有很好的止泻作用，每穴宜灸10分钟左右。

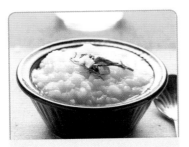

车前草可以渗湿止泻。

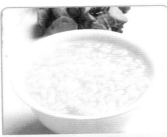

每日1剂，分3次温服，连服1~2周。

粥 **车前草粥** ▶ 准备车前草20克，粳米50克。将粳米与车前草共煮粥。每日食用2次。此粥清热解毒，有助于缓解暑湿引起的腹泻。

粥 **炮姜粥** ▶ 炮姜6克，白术15克，粳米30克。将炮姜、白术、花椒、大料装在纱布包里，放入锅中，加水，先煮20分钟，然后下粳米煮成粥。此粥可温中健脾、散寒利湿，缓解寒湿腹泻。

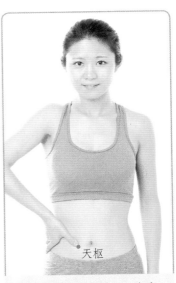

天枢

按摩天枢可缓解腹泻、腹痛、痢疾等胃肠道疾病。

便秘

便秘是大便秘结不通，排便时间延长，或欲大便而艰涩不畅的一种疾病。便秘与脾胃的关系甚为密切，常见证型有胃肠积热、肝气郁结、气虚。

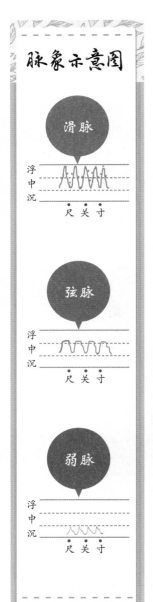

脉象示意图

滑脉

浮
中
沉

尺 关 寸

弦脉

浮
中
沉

尺 关 寸

弱脉

浮
中
沉

尺 关 寸

便秘的辨证分型

脉象表现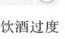

滑脉▶ 滑脉主痰饮、食滞等。喜食辛辣肥腻或者饮酒过度导致胃肠积热，津液减少，食物滞留于胃肠，导致大便不通，就会出现滑脉。

弦脉▶ 情绪忧伤，肝气郁结，导致食物的传导失常，本应该下行的气，结果不下反而上逆，导致气秘，会经常腹胀、大便不畅等，所以形成弦脉。

弱脉▶ 便秘时脉象细软而沉，柔弱而滑，主阳气虚衰、气血俱虚。比如气虚便秘，气不足会导致大肠向下传送无力，虽然有便意，但是排出比较困难，排便之后也比较疲乏。

舌象表现

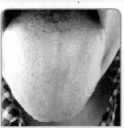

舌质红，舌苔黄厚腻或焦黄起芒刺。

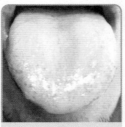

舌质淡，苔白腻，舌体胖。

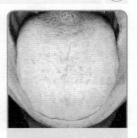

舌质淡，苔白。

(寒) 胃肠积热▶ 症见大便干燥、腹胀腹痛，伴见面红身热、口干口臭、心烦意乱。

(热) 肝气郁结▶ 症见大便不畅、肠鸣矢气、腹胀腹痛、胸闷、打嗝频繁。

(虚) 气虚▶ 症见大便不干硬，虽有便意但难以排出，还可见出汗气短、便后疲劳。

便秘的调养

便秘患者要从合理饮食、多饮水、适量运动、建立良好的排便习惯等方面进行日常调理。同时保持情绪的稳定、放松，不要有太大压力。

饮食调理

便秘患者饮食中必须摄入适量的膳食纤维，每天多吃富含膳食纤维的蔬菜和水果，蔬菜可选西蓝花、胡萝卜、芹菜、菠菜等，水果可选草莓、苹果（带皮吃）、梨等。同时，还建议食用粗粮，如燕麦、糙米等。平时可适量食用坚果类食物来缓解便秘，如杏仁、开心果等。

推荐用药

如果是胃肠积热所致的便秘，治宜清泄腑热、润肠通便，可选用麻仁丸；如果是肝气郁结所致，治宜疏肝理气、导滞通便，可选用六磨汤；如果是气虚所致，治宜补脾益肺、润肠通便，可选用黄芪汤。

中医理疗

便秘患者取穴按摩时，以大肠俞、天枢、支沟、上巨虚为主。若是胃肠积热型，可加按合谷、曲池；若是肝气郁结型，可加按中脘、行间；若是气虚型，可加按脾俞、胃俞。以上穴位，每穴各按摩 3~5 分钟。

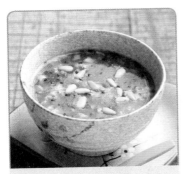

脾虚的患者可以常喝此粥。

粥 五仁粥 ▸ 准备黑芝麻、松子仁、核桃仁、桃仁、杏仁各 10 克，粳米 50 克。所有食材共煮粥即可。此粥滋养肝肾、润燥滑肠，有助于缓解便秘。

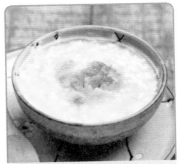

无花果润肺清肺，也适合肺内有热者食用。

粥 无花果粥 ▸ 粳米淘洗干净，无花果洗净；粳米与适量水入锅煮粥，至粥沸后放入无花果。食用时可加适量蜂蜜。此粥润滑肠道，适用于胃肠积热所致便秘。

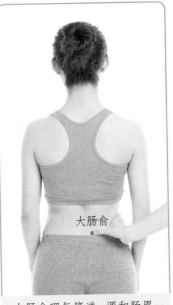

大肠俞

大肠俞理气降逆、调和肠胃，有助于缓解腹胀、便秘、消化不良等症。

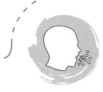

咳嗽

咳嗽是外邪侵肺或脏腑功能失调，内伤及肺，肺失宣降，肺气上逆，冲击气道所致，多见风寒袭肺、风热犯肺及痰湿蕴肺等证型。

咳嗽的辨证分型

脉象表现

浮紧脉▶脉浮或浮紧多为风寒袭肺所致。病邪在表，邪袭肌腠，卫阳抵抗外邪，人体气血趋向于肌表，则脉气鼓动在外，应指而浮，外感风寒，寒主收引，血管拘急，故脉现浮紧。

浮数脉▶脉浮数或浮滑多为风热犯肺所致。病邪在表，人体气血趋于肌表，则脉气鼓动在外，应指而浮，外感风热，热则血流薄急，故脉多浮数。

濡滑脉▶濡脉主湿邪留滞；滑脉主痰饮。咳嗽期间见濡滑脉，多是痰湿蕴肺。

舌象表现

脉象示意图

浮紧脉

浮
中
沉

尺 关 寸

浮数脉

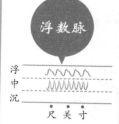

浮
中
沉

尺 关 寸

濡滑脉

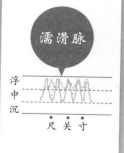

浮
中
沉

尺 关 寸

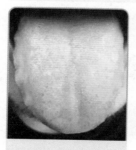

舌质略胖，舌苔薄白。

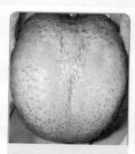

舌苔薄黄或薄白而干燥。

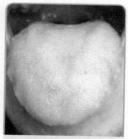

舌苔白厚腻，舌边有齿痕。

(寒) 风寒袭肺▶症见咽痒、咳嗽、痰白稀薄、鼻塞、流清涕、恶寒。

(热) 风热犯肺▶症见咳嗽、痰黏稠或稠黄、喉燥咽痛、口渴。

(痰) 痰湿蕴肺▶症见咳嗽反复发作，咳声重浊，痰多色白、黏腻、稠厚。

咳嗽的调养

一般来说，咳嗽作为一种伴随症状，会随着疾病的痊愈而消失，但是咳嗽毕竟让人感觉不舒服，时间长了难免对身体造成伤害。所以在生活中，我们也要注意通过饮食、中医理疗等方法来缓解咳嗽。

饮食调理

不同证型的咳嗽，在调理的时候也不一样。

风寒袭肺型咳嗽调理原则是辛温散寒、宣肺止咳，可用生姜、红糖、葱白、北杏煲汤喝。风热犯肺型咳嗽调理原则是疏风清热、宣肺止咳，可以用桑叶、菊花、芦根、北杏、紫苏叶煲汤喝。痰湿蕴肺型咳嗽调理原则是燥湿化痰、理气止咳，可用半夏、陈皮、厚朴等。

推荐用药

如果是风寒袭肺所致咳嗽，治宜疏风散寒、宣肺止咳，可选用三拗汤；如果是风热犯肺所致咳嗽，治宜疏风清肺、润燥止咳，可选用桑杏汤；如果是痰湿蕴肺所致咳嗽，治宜燥湿化痰、利水渗湿，可选用二陈汤。

中医理疗

风寒犯肺型咳嗽，可以按摩大椎、风门、风池；风热犯肺型咳嗽，可以按摩大椎、风池、曲池；痰湿蕴肺型咳嗽，可以按摩太渊、三阴交、丰隆、阴陵泉。另外，可选一些有效止咳的穴位用于平时保健，如尺泽、天突、鱼际、列缺、膻中等。以上穴位，每穴各按摩 3~5 分钟即可。

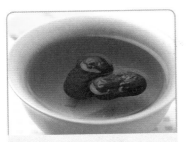

风寒感冒也可饮用此汤。

（汤）红糖姜枣汤 ▶ 锅中加 3 碗水，加入红糖、生姜、大枣煎至水蒸发过半。一次饮尽，服后出微汗即可。此汤祛风散寒，适用于风寒袭肺型咳嗽。

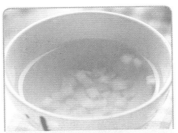

白萝卜中含有抑制炎症的物质，可缓解咳嗽。

（饮）白萝卜水 ▶ 将适量白萝卜洗净切丁，放入小锅内，加大半碗水，大火烧开后，再改用小火煮 5 分钟即可。此汤祛痰止咳，有助于缓解咳嗽。

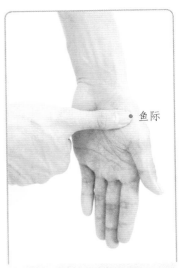

鱼际

鱼际清热润肺、利咽通络，可用于缓解咽喉部相关的病症。

呕吐

呕吐是指胃失和降，气逆于上，胃中之物从口中吐出的一种病症。本病起病或急或缓，常先有恶心欲吐之感，多与脾胃有关。

呕吐的辨证分型

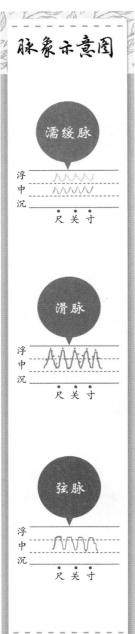

脉象示意图

濡缓脉

浮 —
中 —
沉 —

尺 关 寸

滑脉

浮 —
中 —
沉 —

尺 关 寸

弦脉

浮 —
中 —
沉 —

尺 关 寸

脉象表现

🖐 **濡缓脉**▶脾胃虚弱，气血不足，则脉道不充，亦无力鼓动，故脉象缓怠无力；湿困脾胃，阻遏阳气，脉气不振，故见濡脉。呕吐患者脉象二者并见，则多为外邪犯胃。

🖐 **滑脉**▶脉滑实多表示饮食停滞所致的呕吐。食积饮停，阴邪内盛，邪气充渍脉道，鼓动脉气，故脉见圆滑流利。滑脉多主食积、痰湿和湿热等病症。

🖐 **弦脉**▶呕吐患者见脉弦，多为肝失疏泄、肝气犯胃所致。

舌象表现

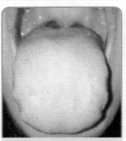

舌质淡红，舌边有齿痕纹，苔薄白。

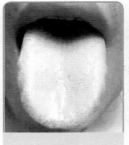

舌质淡，苔白腻。

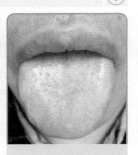

舌质淡，苔薄白或黄。

外邪犯胃▶症见突然呕吐，起病较急，常伴有发热恶寒。

食滞内停▶症见呕吐酸腐、脘腹胀满，伴随嗳气畏食，得食愈甚，吐后反快。

肝气犯胃▶症见呕吐吞酸、嗳气频作、胸胁胀满、烦闷不舒。

呕吐的调养

呕吐者以呕吐食物、痰涎或干呕无物为主症，一日数次不等，持续或反复发作。要根据不同症状进行调理。

饮食调理

依据病情的轻重，呕吐患者在饮食方面要注意：呕吐严重时可暂时禁食，待呕吐减轻后给予流质、半流质饮食，再逐渐过渡到正常饮食；忌油腻、甜黏之品。

外邪犯胃导致的呕吐多频繁且严重，应注意补充水分，遵医嘱输液，防止损伤津液。

饮食停滞导致的呕吐，一般鼓励患者尽量将胃中积食吐出，必要时可用催吐法。禁食硬固不易消化之品和油煎厚味，并应限制食量，不可暴饮暴食，以免引起食复①。

肝气犯胃导致的呕吐，饮食以清淡为主，少油腻，忌辛辣、烟、酒及黏滞助火之品。可指导患者食用番茄、茭白、金橘等有疏肝行气作用的食物。

推荐用药

如果是外邪犯胃所致呕吐，治宜疏邪解表、化浊和中，可以选用藿香正气散；如果是食滞内停所致呕吐，治宜消食化滞、和胃降逆，可选用保和丸；如果是肝气犯胃所致呕吐，治宜疏肝理气、和胃降逆，可选用半夏厚朴汤。

中医理疗

呕吐患者取穴按摩时以内关、足三里和中脘为主。外邪犯胃型有寒邪、热邪、风邪犯胃之分，其中以寒邪犯胃较为常见，应加按上脘、胃俞；若是肝气犯胃型，加按阳陵泉、太冲；若是食滞内停型，可加揉腹部，注意力度不宜太重。

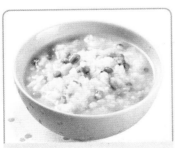

暑季炎热也可食此粥。

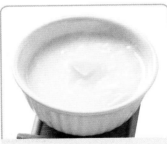

熬粥时，生姜可不去皮。

(粥) **绿豆粥** ▶ 取绿豆适量，粳米 50 克，用适量水，小火煮成粥，分次温服。此粥清热解毒。

(粥) **生姜粥** ▶ 生姜同粳米煮粥。每日 1~2 次，连续服用 3~5 天。此粥和中止呕。

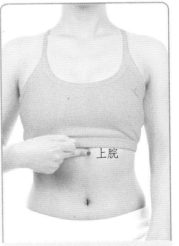

上脘

上脘健脾和胃、利水降逆，可用于缓解胃疾。

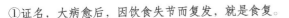

①证名，大病愈后，因饮食失节而复发，就是食复。

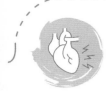

心悸

心悸是患者自觉心中剧烈跳动，惊惕不安，甚则不能自主，证型多见心虚胆怯、心血淤阻和痰火扰心。

心悸的辨证分型

脉象表现

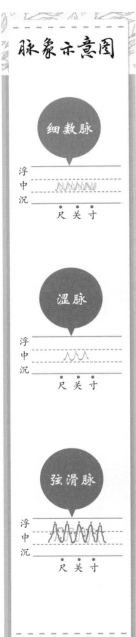

脉象示意图

细数脉

浮
中
沉
尺 关 寸

涩脉

浮
中
沉
尺 关 寸

弦滑脉

浮
中
沉
尺 关 寸

细数脉 ▶ 脉细略数或细弦多为心虚胆怯所致。细脉主气血两虚，血虚不能充盈脉管，气虚则无力推动血液运行，就可能导致心悸。

涩脉 ▶ 心悸患者出现涩脉，多是因为气滞血瘀、痰湿等外邪内停，阻滞经脉，气机不畅，血行壅滞，以致脉气往来艰涩。

弦滑脉 ▶ 心悸患者脉弦滑多为痰火扰心所致。邪气停滞于内，鼓动脉气，故应指圆滑；弦脉的形成与血管紧张、动脉粥样硬化等有关。

舌象表现

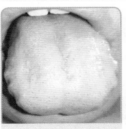

舌质淡，苔薄白。

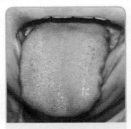

舌质紫暗或有瘀点、瘀斑。

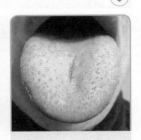

舌红，苔黄腻。

虚 心虚胆怯 ▶ 症见心悸不安、善惊易恐、坐卧不安、寐差多梦而易惊醒。

阻 心血淤阻 ▶ 症见心悸不安、胸闷不适，伴随心痛时作、痛如针刺以及唇甲青紫。

火 痰火扰心 ▶ 症见心悸时发时止、受惊易作，并伴随胸闷烦躁。

心悸的调养

心悸症状若严重需及时就医，在遵医嘱服药的同时，也要注意日常调理。

饮食调理

心悸患者饮食宜低盐、低脂，忌辛辣刺激食物；按时就餐，荤素搭配。平时可以适当吃一些补气血的食物，比如桂圆、动物肝脏等，同时也可以适当吃一些养心安神的食物，比如核桃、燕麦等。

推荐用药

如果是心虚胆怯所致心悸，治宜镇惊定志、养心安神，可选用安神定志丸；如果是心血淤阻所致心悸，治宜活血化瘀、理气通络，可选用桃仁红花煎；如果是痰火扰心所致心悸，治宜清热化痰、宁心安神，可选用黄连温胆汤。

中医理疗

心悸者可依据不同证型选择相应穴位进行按摩。心虚胆怯型可按揉心俞、胆俞、阴郄；心血淤阻型可按揉内关、神门；痰火扰心型可按揉尺泽、丰隆、肺俞、郄门。以上穴位，每穴各按摩3~5分钟。

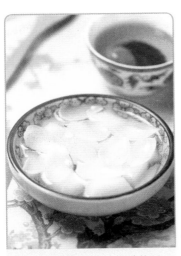

此饮也适宜秋季燥热时饮用。

饮 **百合糖水** ▶ 将百合洗净，加水煎煮，加冰糖调服即可。此饮清心安神、清热除烦。

此饮有助于缓解心烦、失眠。

饮 **玉竹饮** ▶ 准备玉竹15克，浓煎，分2次服用。此饮养阴生津、清心润燥、安神助眠。

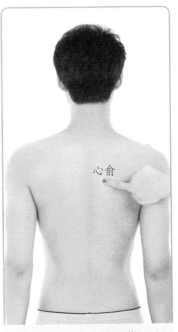

心俞

经常按揉心俞，可以使心脏更强壮。

眩晕

眩晕多因肝气不畅郁结，气郁化火，肝阴耗伤，风阳易动，上扰头目，常见证型有风阳上扰、痰浊上蒙、瘀血阻窍。

眩晕的辨证分型

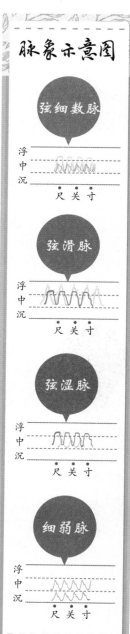

脉象示意图

弦细数脉

浮中沉

尺关寸

弦滑脉

浮中沉

尺关寸

弦涩脉

浮中沉

尺关寸

细弱脉

浮中沉

尺关寸

脉象表现

弦细数脉 ▶ 脉弦细数多为风阳上扰所致。风阳上扰是指火热之邪内扰肝胆，循经上攻头目。

弦滑脉 ▶ 脉弦滑多为痰浊上蒙所致。弦脉多见于肝胆疾病，滑脉多是体内有实热、痰热、食滞等病因导致的，弦滑并见是肝失疏泄以致肝气郁结，进而影响到脾胃，脾失健运，则聚湿生痰，蒙蔽清窍。

弦涩脉 ▶ 脉弦涩多为瘀血阻窍所致。这说明体内经络不通，气血不畅，脑失所养。

细弱脉 ▶ 一般来说，眩晕患者若见脉细弱，多伴见恶心、呕吐、面色发白等症状。这是因为出现细弱脉多与气血亏虚有关。

舌象表现

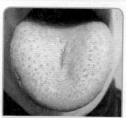

舌质红，苔黄。

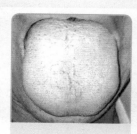

舌质淡，苔白腻。

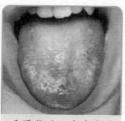

舌质紫黯、有瘀点或瘀斑。

风阳上扰 ▶ 症见眩晕耳鸣、失眠多梦、腰膝酸软、颜面潮红、头胀痛、疲劳。

痰浊上蒙 ▶ 症见头重如蒙、视物旋转、胸闷作恶、呕吐痰涎。

瘀血阻窍 ▶ 症见眩晕头痛、失眠健忘、心悸、精神不振、耳鸣耳聋、面唇紫暗。

眩晕的调养

眩晕多为其他疾病的伴随症状，在调理时要注意找清病因。缓解眩晕可以从改变饮食和生活方式开始，并进行针对性调理。

饮食调理

建议眩晕患者食用米汤、粥、面条等清淡、易消化的食物，有助于胃肠道的消化和吸收，缓解不适症状；也可选择吃桂圆、西瓜、柚子等营养丰富的水果，有助于缓解恶心等不适症状，但不建议过量食用，避免引起消化不良。除上述饮食原则外，还要注意少吃油腻、辛辣等刺激性的食物，并禁烟酒，以免增加动脉硬化的风险诱发眩晕。

推荐用药

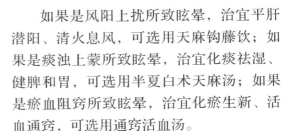

如果是风阳上扰所致眩晕，治宜平肝潜阳、清火息风，可选用天麻钩藤饮；如果是痰浊上蒙所致眩晕，治宜化痰祛湿、健脾和胃，可选用半夏白术天麻汤；如果是瘀血阻窍所致眩晕，治宜化瘀生新、活血通窍，可选用通窍活血汤。

中医理疗

风阳上扰型眩晕可按揉风池、行间、侠溪；痰浊上蒙型眩晕可按揉内关、丰隆、解溪；瘀血阻窍型眩晕可按揉风府、风池、哑门。以上穴位，每穴各按摩3~5分钟。另外，百会对各种类型的眩晕都有一定的调理作用，在实际操作中，可加按百会1~3分钟。

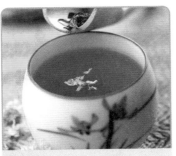

此茶有助于缓解早期高血压引起的眩晕、头痛。

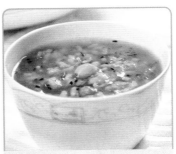

此粥不宜食用太多，否则易引起消化不良。

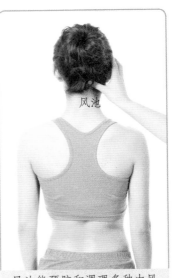

风池

风池能预防和调理多种由风邪引起的疾病，如风寒感冒、眩晕、头痛等。

茶 菊槐茶▶绿茶、菊花和槐花放入杯中，沸水冲泡即可。频频饮用，每日数次。此茶平肝祛风、清热下火，可缓解眩晕。

粥 花生粥▶花生米、粳米与冰糖一起入锅，加适量水，煮成粥，最后撒点黑芝麻即可。每日早晨空腹温热食用。此粥健脾养胃、滋养调气，有助于缓解眩晕。

感冒

感冒是以发热、恶寒、鼻塞、流涕等症状为主要特征的一种常见外感疾病，可以分为风寒感冒、风热感冒、暑湿感冒等证型。

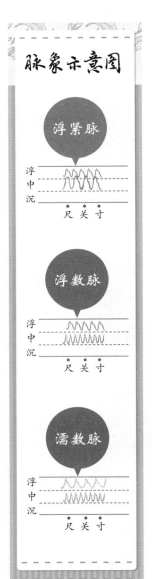

感冒的辨证分型

脉象表现

浮紧脉 ▶ 脉浮紧为风寒感冒的脉象。这是因为外邪在和人体的营卫之气进行斗争，血管会收缩。随着病情的发展，浮紧脉会变为浮滑脉，进而转变为沉紧脉。

浮数脉 ▶ 脉浮数为风热感冒的脉象。风热感冒引起的身体炎症反应会加速血液流动的速度，拓宽血管，在脉象上表现为数脉和浮脉，所以风热感冒的脉象合并为浮数脉。

濡数脉 ▶ 濡脉的特点是浮细无力而软，多见于湿证或虚证；数脉多代表热证，暑湿感冒的脉象合并为濡数脉。

舌象表现

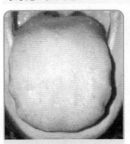

舌淡红，苔薄白。

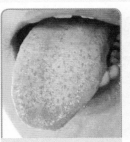

舌边、舌尖较红，苔薄黄。

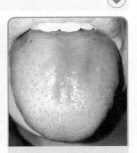

舌淡红，苔薄黄而腻。

寒 风寒感冒 ▶ 轻者鼻塞声重、打喷嚏、时流清涕，重者恶寒甚、发热轻、头痛。

热 风热感冒 ▶ 症见发热、微恶寒、汗出不畅、头痛、咳黏稠黄痰。

湿 暑湿感冒 ▶ 症见出汗后身热不减，伴见头昏脑涨、身重倦怠。

感冒的调养

调理感冒的原则是解表达邪。日常生活中可以通过改变饮食习惯、生活方式及规律运动进行预防和调理。

饮食调理

饮食宜清淡且富有营养。平时宜食新鲜蔬菜和水果，以补充维生素；多食富含优质蛋白质的食物，以增强身体抵抗力。忌辛辣、刺激、油腻、煎炸类食物；忌吸烟、酗酒。

推荐用药

如果是风寒感冒，治宜辛温解表，可选用荆防败毒散；如果是风热感冒，治宜辛凉解表，可选用银翘散；如果是暑湿感冒，治宜清暑、祛湿、解表，可选用新加香薷饮。

中医理疗

风寒感冒可用拔罐法，选大椎、身柱、大杼、肺俞拔罐，留罐15分钟。风热感冒可按揉大椎、风门、身柱、肺俞；暑湿感冒主要按揉孔最、合谷、中脘、足三里和支沟，若身热较重，加大椎，若湿盛，加阴陵泉。以上穴位，每穴各按摩3~5分钟。另外，常易患感冒者，可坚持每天按摩迎香3~5分钟，可增强体质，缓解症状。

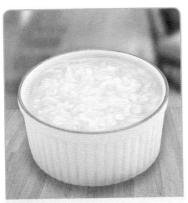

趁热喝粥，以汗出为佳。

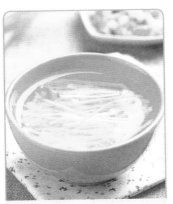

葱白有助于发汗散热。

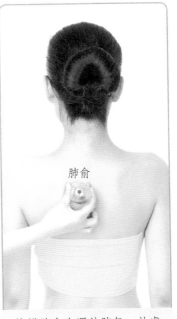

肺俞

拔罐肺俞有调补肺气、补虚清热的功效。

粥 神仙粥 ▶ 糯米30克，生姜丝10克，葱白6克。用砂锅加水煮糯米、生姜丝，粥成后放入葱白，煮至米烂，再加米醋20毫升，拌匀即可。此粥益气补虚、解表散寒。

汤 萝卜葱白汤 ▶ 用3碗水先将白萝卜煮熟，再放葱白、生姜煮至1碗水，连渣一起服用。此汤宣肺解表、化痰止咳，适用于风寒型感冒。

胃痛

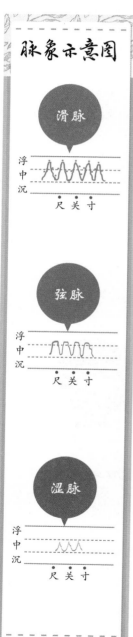

脉象示意图

滑脉

弦脉

涩脉

胃痛是由于外感邪气，内伤饮食，情志、脏腑功能失调等，导致气机郁滞，胃失所养，以胃脘部疼痛为主要表现的病症，证型多见饮食停滞、气滞血瘀、肝胃郁热。

胃痛的辨证分型

脉象表现

🖐 **滑脉** ▸ 如果摸到滑脉可能是胃内有宿食，因为滑脉主痰饮、食滞等证。

🖐 **弦脉** ▸ 摸到了弦脉，可能是肝气郁结所致，这是因为情志不畅，肝气郁结，横逆犯胃而引起疼痛。

🖐 **涩脉** ▸ 摸到了涩脉，多是因为气滞导致有瘀血，本应该离开的血液停积在胃中，形成瘀血而见涩脉。

舌象表现

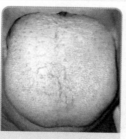

舌苔厚腻。

舌质紫暗或有瘀斑。

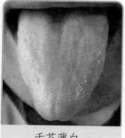

舌苔薄白。

积 **饮食停滞** ▸ 症见胃脘疼痛、胀满拒按、嗳腐吞酸或呕吐未消化食物、吐后痛减、大便不爽。

瘀 **气滞血瘀** ▸ 症见胃脘疼痛，如针刺、似刀割，痛有定处，按之痛甚。

热 **肝气犯胃** ▸ 症见胃脘胀痛，痛连两胁，遇烦恼则痛或痛甚，伴有嗳气、胸闷等。

胃痛的调养

　　饮食不当和不规律的生活习惯是胃痛的主要原因，在调养的过程中应格外注意。

饮食调理

　　胃痛时，日常饮食应清淡易消化，以减轻胃肠负担，日常可多食用粥类，有助于促进胃肠道消化吸收，改善胃痛的症状。还要注意饮食习惯的调整，要少食多餐，细嚼慢咽，避免食用辛辣、刺激的食物，忌烟酒等，可减轻胃肠道的刺激，有利于胃肠道健康。

推荐用药

　　如果是饮食停滞所致胃痛，治宜消食导滞、和胃止痛，可选用保和丸；如果是气滞血瘀所致胃痛，治宜化瘀通络、理气和胃，可用失笑散合丹参饮；如果是肝气犯胃所致胃痛，治宜疏肝解郁、理气止痛，可用柴胡疏肝散。

中医理疗

　　饮食停滞型和气滞血瘀型胃痛在取穴按摩时应以足三里、内关、中脘为主，饮食停滞型加按下脘、梁门，气滞血瘀型加按膈俞、三阴交；肝气犯胃型可选用肝经、胃经的相关穴位进行按摩，如中脘、天枢、太冲、肝俞、胃俞等。以上穴位，每穴各按摩3~5分钟。

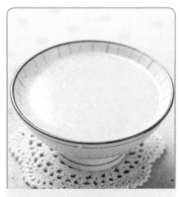

脾胃虚弱者可常食小米粥。

（粥）**小米粥**▶取适量小米，加水熬粥即可。此粥有补脾养胃的功效，营养丰富易消化，适合胃痛患者食用。

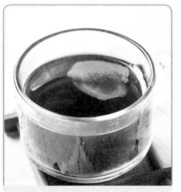

腹胀不适者也可饮此茶。

（茶）**生姜糖茶**▶取生姜4~5片，熬少量汤水，调入红糖温热饮用。此茶适合受寒明显、呕吐清水频频、胃寒重、腹中冷痛的急性胃肠炎患者饮用。

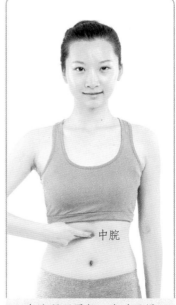

中脘

中脘调理胃气，有助于缓解消化不良、胃痛等症。

脑卒中

脑卒中，中医称为"中风"，分为中脏腑和中经络，证型多见风痰阻络、阴虚动风、痰蒙心神。

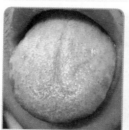

脉象示意图

弦滑脉

浮
中
沉

尺 关 寸

细弦脉

浮
中
沉

尺 关 寸

沉滑脉

浮
中
沉

尺 关 寸

脑卒中的辨证分型

脉象表现

弦滑脉 ▶ 脉弦滑多为风、痰、瘀血痹阻脉络所致。风、痰、瘀血都是病理产物，与脏腑功能失调有关。摸到此脉象应尽早就医，以免脑卒中症状进一步加重。

细弦脉 ▶ 脉细弦或细弦数多为阴虚动风所致。阴虚动风多见于热病后期或久病之后，此时阴液亏虚，无以濡养经脉。

沉滑脉 ▶ 脉沉滑或沉缓多为痰湿蒙塞心神所致。脉象比较沉重，应指圆滑。这主要是由于气血运行不畅、痰湿内蕴。

舌象表现

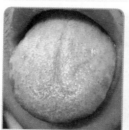

舌质暗淡，苔薄白或白腻。

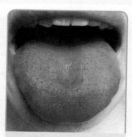

舌质红绛或暗红，苔少或无苔。

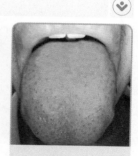

舌质暗淡，苔白腻。

风 风痰阻络 ▶ 症见半身不遂、舌口歪斜、舌强言謇或不语、偏身麻木、头晕目眩。

虚 阴虚动风 ▶ 症见半身不遂、口舌喎斜、言语謇涩或不语、偏身麻木、烦躁失眠、眩晕耳鸣、手足心热。

痰 痰蒙心神 ▶ 症见发病神昏、半身不遂、肢体松懈、瘫软不温，甚则四肢逆冷、面白唇暗、痰涎壅盛。

脑卒中的调养

脑卒中患者的居家调养是非常重要的，应该多加注意。

饮食调理

脑卒中患者的饮食应营养均衡，低脂、低盐、低糖，多吃一些容易消化的食物。注意动物蛋白和植物蛋白的摄入，可以选择蛋清、猪瘦肉、鱼肉、豆腐等。饮用牛奶时将奶皮去除更加适合脑卒中患者，或者直接饮用脱脂牛奶。

推荐用药

如果是风痰阻络所致的脑卒中，治宜祛风化痰、活血通络，可选用再造丸；如果是阴虚动风所致脑卒中，治宜滋阴息风，可选用知柏地黄丸或是大补阴丸；如果是痰蒙心神所致脑卒中，治宜燥湿化窍、醒神开窍，可选用涤痰汤。

中医理疗

风痰阻络型和阴虚动风型脑卒中在选穴按摩时，以内关、水沟、三阴交、极泉、尺泽、委中为主，风痰阻络型可加按丰隆、合谷，阴虚动风型可加按太溪、风池；痰蒙心神型脑卒中按摩时以内关、水沟为主，还需搭配十二井穴、太冲、合谷。以上穴位，每组按揉30分钟左右。

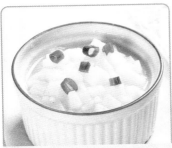

白萝卜粥中可加入适量葱花提味。

白萝卜粥▸ 白萝卜洗净，切小块；粳米淘洗干净。将白萝卜与粳米共入锅中，加水，如常法煮成稀粥即可。此粥消积滞、除痰热，适合脑卒中初期喉中有痰、口臭、消化不良的患者食用。

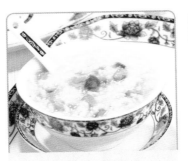

板栗桂圆粥有助于益脾健脑。

板栗桂圆粥▸ 板栗与粳米同煮，粥将熟时放桂圆肉，食用时加白糖调味即可。此粥补肾、强筋、通脉，适用于风痰阻络型脑卒中。

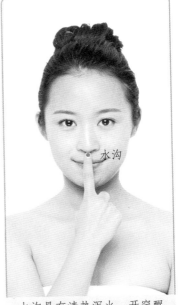

水沟具有清热泻火、开窍醒神，常用于缓解脑卒中、偏瘫、癫痫等疾病。

哮喘

哮喘属中医"哮证"的范畴，是宿痰伏肺，每遇诱因或感邪而引触的发作性痰鸣气喘疾患，以发作时喉中哮鸣有声、呼吸气促困难，甚则喘息不能平卧为主要临床表现。

哮喘的辨证分型

脉象表现

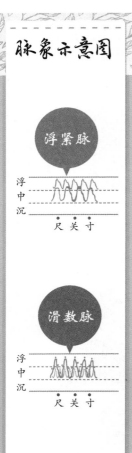

脉象示意图

浮紧脉

浮
中
沉

尺 关 寸

滑数脉

浮
中
沉

尺 关 寸

弱脉

浮
中
沉

尺 关 寸

浮紧脉 ▶ 脉浮紧多为风寒束肺所致。这是因为病邪在表，邪袭肌腠，卫阳抵抗外邪，人体气血趋向于肌表，则脉气鼓动在外，应指而浮，外感风寒，寒主收引，血管拘急，故脉现浮紧。

滑数脉 ▶ 脉滑数多为痰热壅肺所致。其脉搏跳动较快，在90次以上，滑脉往来流利，多见于肺有痰热。

弱脉 ▶ 脉弱多为肺脾气虚所致。这与阳气虚衰、气血不足有关。

舌象表现

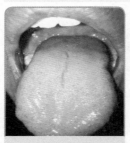

舌苔白滑。

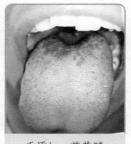

舌质红，苔黄腻。

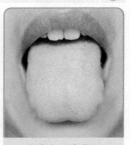

舌质淡，苔薄白。

寒哮 ▶ 症见呼吸急促、哮鸣有声、胸闷胁胀、咳嗽痰多、痰白黏腻或呈泡沫状。

热哮 ▶ 症见呼吸气促、喉中哮鸣有声、喘息气粗、胸部紧闷、痰多黏稠色黄、身热有汗。

肺脾气虚 ▶ 症见咳嗽无力、气短自汗、神疲懒言、面白少华或萎黄、大便溏稀。

哮喘的调养

哮喘发作期调理以祛邪为主，缓解期以扶正为主。

饮食调理

哮喘患者平时宜多吃蔬菜和水果，如番茄、白菜等，有清肺化痰的作用；含钙食物可多食，能增强气管抗过敏能力，如芝麻、豆类等；多饮热水对哮喘患者稀释痰液也相当重要。忌食或少食虾、蟹、香菜、蛋类、牛奶等可能引起哮喘或致使呼吸困难的食物。尽量避免吃高脂、高盐、辛辣刺激性食物。

推荐用药

如果是寒哮，治宜宣肺散寒、化痰平喘，可选用射干麻黄汤或小青龙汤；如果是热哮，治宜清热宣肺、化痰定喘，可选用定喘汤或越婢加半夏汤；如果是肺脾气虚所致，治宜补肺纳肾、降气化痰，可选用金匮肾气丸。

中医理疗

寒哮和热哮在选穴按摩时，以列缺、尺泽、膻中、肺俞、定喘为主，寒哮型加按风门，热哮型加按大椎、曲池。肺脾气虚型可选择肺俞、膏肓、肾俞、定喘、太渊、太溪、足三里和气海。以上穴位，每穴各按摩1~3分钟。

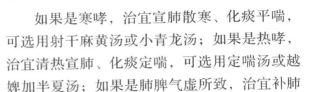

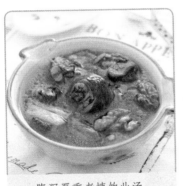

腹泻严重者慎饮此汤。

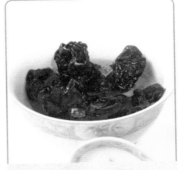

痰多咳嗽者也可饮此汤。

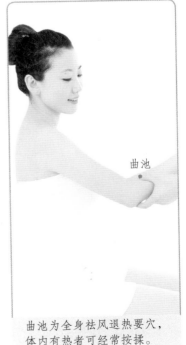

曲池

曲池为全身祛风退热要穴，体内有热者可经常按揉。

汤 **核桃乌鸡汤** ▶ 油锅烧热，爆香姜末，下入乌鸡肉，倒入适量水烧沸，然后下核桃肉和枸杞子，煮至鸡肉软烂，加盐调味即可。此汤润肺平喘、益气补虚，适用于肺脾气虚型哮喘。

汤 **冰糖炖木耳** ▶ 木耳泡发，洗净入锅，加入冰糖和适量水，炖熟即成。每日饮用2次。此汤滋阴定喘，适用于热哮。

糖尿病

糖尿病，中医称为"消渴病"，以多饮、多食、多尿、形体消瘦，或尿有甜味为特征。口渴引饮为上消，善食易饥为中消，饮一溲一为下消。病机主要在于阴津亏损，燥热偏盛，病变脏腑主要在肺、胃、肾，尤以肾为关键。

糖尿病的辨证分型

脉象表现

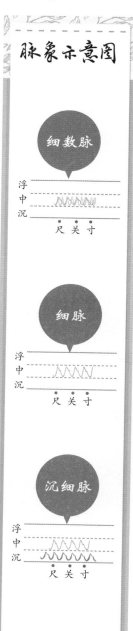

脉象示意图

细数脉

浮
中
沉

尺 关 寸

细脉

浮
中
沉

尺 关 寸

沉细脉

浮
中
沉

尺 关 寸

细数脉 ▶ 阴虚时体内津液亏少，不能充盈脉管，故见细脉。数脉的出现，与身体亏虚，阴液不足以制阳，导致虚热内生有关。

细脉 ▶ 细脉为气阴两虚。阴血亏虚不能充盈脉管，气虚则无力鼓动血液运行，致脉管的充盈度减小，故脉来细小。

沉细脉 ▶ 沉细脉为沉脉兼夹细脉，沉脉多主里证，细脉多主虚证，脉象沉细多代表里虚之证，常见于阴阳两虚。

舌象表现

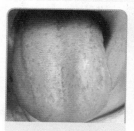

舌红少津苔黄。

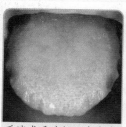

舌淡或舌暗红，有齿痕，苔薄白少津，或少苔。

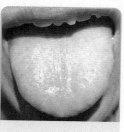

舌淡苔白。

阴虚热盛 ▶ 症见烦渴多饮、咽干舌燥、多食善饥、溲赤、便秘。

气阴两虚 ▶ 症见倦怠乏力、心慌气短、盗汗、自汗、口干舌燥、多饮多尿、五心烦热、大便秘结、腰膝酸软。

阴阳两虚 ▶ 症见乏力自汗、形寒肢冷、腰膝酸软、耳轮焦干、多饮多尿，或浮肿少尿，或五更泻，阳痿早泄。

糖尿病的调养

糖尿病是一种慢性终身性疾病，合理的饮食习惯和生活方式可以使病情得到良好的控制，并防止和减缓并发症的发生和发展。

饮食调理

糖尿病患者饮食总体上来说，应采取以谷类食物为主，多摄入高膳食纤维，以及低盐、低糖、低脂的多样化膳食方案。进餐时注意定时定量，细嚼慢咽，少食多餐，同时建议患者养成先吃蔬菜，最后吃主食的习惯。饮食禁忌要注意，不推荐饮酒，少吃烟熏、烘烤、腌制等加工食品。

推荐用药

如果是阴虚热盛型糖尿病，可用消渴方滋阴降火、生津止渴；如果是气阴两虚型糖尿病，可用七味白术散益气生津；如果是阴阳两虚型糖尿病，可用金匮肾气丸滋阴温阳。另外，六味地黄丸、玉女煎等方剂对糖尿病也有调理作用，要注意遵医嘱使用。

中医理疗

穴位按摩可以调理糖尿病，从而改善症状。推荐一些主治糖尿病的穴位，如腕骨、太溪、阳池、中渚、阳纲、然谷、鱼际等，每天按摩1~2次，每个穴位各按摩3~5分钟，长期坚持，可起到辅助降糖的作用。

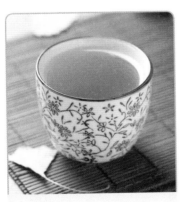

高血压者也可饮此茶。

（茶）**绞股蓝银杏叶茶** ▶ 分别将绞股蓝、银杏叶洗净，晒干或烘干，用沸水冲泡，加盖闷15分钟即可。此茶降脂、降压、降糖。

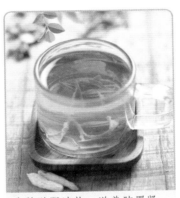

此茶滋阴清热，滋养肺胃肾，糖尿病患者可常喝。

（茶）**麦冬石斛茶** ▶ 石斛15克，麦冬10克，绿茶6克。用热水冲泡，代茶饮。此饮可缓解多饮、多尿、口干等症状。

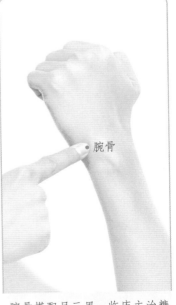

腕骨

腕骨搭配足三里，临床主治糖尿病。

目 录

编者按语

　　《四言举要》为李时珍父亲李言闻根据崔嘉彦的《四言脉诀》删补而成，之后被李时珍收录在《濒湖脉学》中，又称为"四言诀"，与"七言诀"互为补充。

　　全书开篇即论脉象形成，强调"脉乃血脉，气血之先"，认为脉象始于肾，生于胃，是气血运行的反映。随后，详细论述了脉诊的部位、平息、脏腑定位、男女左右、四时脉象及三部九候等基本概念。书中着重论述了浮、沉、迟、数四脉，认为这四脉是脉理的总纲，通过它们可以进一步引申，触类旁通，掌握更多脉象。

　　《四言举要》不仅阐述了脉象的基本特征，还进一步论述了相兼脉象及临床病证的脉象，如咳、喘、霍乱、癫狂、痛证等，为中医临床提供了宝贵的指导。书中语言简练，易于诵读，便于初学者掌握脉学精髓。

经脉与脉气

脉的生理

原文 脉乃血派，气血之先。血之隧道，气息应焉。其象法地，血之府也。心之合也，皮之部也。

译文 脉是血脉，是人体内气血运行的先导。它不仅是血液流通的隧道，而且与气息相呼应。经脉遍布全身，如同大地的河流，容纳全身血液，在内直接和心脏配合，在外遍布于皮肤、肌肉之间，从而形成了整个身体的血液循环。

> **知识拓展** ♡
>
> 　　文中主要论述脉的含义、功能，及其与呼吸、心脏的关系。
> 　　古人常将经络与脉相混淆，文中开头提出"脉乃血派"，是为了指明脉的概念，与经络作区分。脉是血液流行的通道和容纳血液的一种结构，也是全身气血运行的先决条件。

脉气行血

原文 资始于肾，资生于胃。阳中之阴，本乎营卫。营者阴血，卫者阳气。营行脉中，卫行脉外。脉不自行，随气而至。气动脉应，阴阳之谊。气如橐籥①，血如波澜。血脉气息，上下循环。

译文 脉气根源于肾的元气，滋养于胃气。气属阳，而脉属阴，气在脉内，所以脉气属于阳中之阴的气。脉气作用的实现，要靠行于脉中的营气和行于脉外的卫气相配合。营气可以化生血液和鼓动血行，卫气可以调控、温煦血脉。

---

①橐籥：读作"tuó yuè"，即风箱。

血脉自身不能单独运行血液，一定要随着脉气运动，才能使血行脉中不息。脉气的运动可以从脉象上反映出来，气为阳，血为阴，脉气行血，亦是阴阳互根互用关系的体现。脉气的运动就像风箱鼓动空气吹旺灶火，脉中血液受到脉气的推动就会掀起波澜，往复无穷地在全身脉中循环。

知识拓展 ❂

文中主要论述脉气的生成以及脉气鼓动血行脉中。

在认识脉气的生成、功能时，不能脱离整体而孤立地认识。一方面，脉气的形成与脏腑之气、营卫之气有着密切的联系；另一方面，人体其实只有一气贯通全身，那就是元气，元气布于血脉即为脉气，元气布于脏腑即为脏腑之气。

重视寸口脉诊及呼吸和血行的关系

原文 十二经中，皆有动脉。惟手太阴，寸口取决。此经属肺，上系吭嗌①。脉之大会，息之出入。一呼一吸，四至为息。日夜一万三千五百。一呼一吸，脉行六寸。日夜八百十丈为准。

译文 全身十二正经中，每条经脉在体表所过部位都有可以切到脉动的地方，但一般都单独在手太阴经脉所过的寸口处诊脉以决断病情。手太阴经属肺脏，上联系咽喉，正当呼吸之气出入的要道，肺朝百脉，为脉气聚会之处。因此，诊候手太阴经所过的寸口部位，便可测知全身气血的盛衰变化。人的一呼一吸间隔时间为一息，在每一息的时间内，寸口脉搏动四次。人在一昼夜的时间内呼吸的息数为一万三千五百息。血液在脉中流动与呼吸的关系大约是一呼一吸血液前进六寸，在一昼夜里约共运行八百一十丈。

①吭嗌：读作"háng yì"，指喉咙。

知识拓展 ♥

文中主要论述了独取寸口以诊病之理，以及呼吸与血行的关系。

"十二经中，皆有动脉"所用到的诊脉法是《黄帝内经》中的"三部九候"遍诊法。遍诊法是将人身分为"上部头""中部手""下部足"三大部分。在每部又分为"天""地""人"三个主要诊候疾病的"动脉"，合称"三部九候"。现在说寸口诊法之寸关尺三部，每部又有浮取、中取、沉取三候，亦合称"三部九候"，名同实异应注意区别。

文中还提到了呼吸和血行的关系，二者在生理上相辅相成，在病理上相互影响。而从脉诊的角度对二者关系进行探讨，一是为了通过单位时间内脉搏的搏动次数来判断病情，现在一般认为一息之间脉来四五至属于正常范围。二是强调了医生在诊脉时要调整自己的呼吸，才能准确测知一息之间脉来的至数多少。

部位与诊法

寸口脉的分部及持脉特点

原文 初持脉时，令仰其掌。掌后高骨，是谓关上。关前为阳，关后为阴。阳寸阴尺，先后推寻。

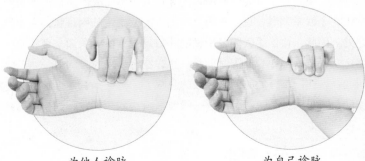

为他人诊脉　　　　　　　为自己诊脉

译文 开始诊察脉象的时候，让患者伸出手臂，掌心向上，自然摆平。首先看准掌后高骨隆起的地方，这就是关部。关部的前方为寸部，属阳；关部的后方为尺部，属阴。先把中指指端准确地布在关部，然后将食指指端和无名指指端先后自然地布在寸部和尺部，便可仔细体察脉象变化，诊候病情。

三部的脏腑分属及男女脉象之异

原文 心肝居左，肺脾居右。肾与命门，居两尺部。魂魄谷神，皆见寸口。左主司官，右主司府。左大顺男，右大顺女。本命扶命，男左女右。关前一分，人命之主。左为人迎，右为气口。神门决断，两在关后，人无二脉，病死不愈。男女脉同，惟尺则异。阳弱阴盛，反此病至。

译文 左寸主候心，左关主候肝，故说心肝居左。右寸主候肺，右关主候脾，故说肺脾居右。左尺候肾，右尺候命门，故说肾与命门，居两尺部。精神活动的变化规律，也都可以在寸口脉上反映出来。气血的变化在脉象上反映为左寸口脉主司气，右寸口脉主司血。左为阳，右为阴；男为阳，女为阴。男子阳气偏盛，当以左手寸口脉稍大为顺；女子阴血偏盛，当以右手寸口脉稍大为顺，故说男左女右。

　　关脉前一分的寸脉，能起到辅助诊断的作用。因为左寸主心，心主血为"生之本""君主之官"，右寸主肺，肺主气为"气之本""相傅之官"。左寸口脉又称"人迎"，右寸口脉又称"气口"。左右手两尺脉又称"神门"，尺脉在关脉之后。"神门"是诊察肾阴、肾阳盛衰的主要部位，肾阳为全身诸阳之本，肾阴为全身诸阴之本。肾的阴阳充足，身体就会健壮，肾的阴阳不足，则身体虚弱。如果患者左右两尺部都没有脉了，那病情就危重难以治愈了。男女的寸口脉是一致的，只有尺脉略有差异，如果男女的尺脉强弱相反，就说明有了病变。

知识拓展 ♥

文中主要讲寸、关、尺三部在左右手的脏腑分属，如左寸主候心、右寸主候肺等。

文中说"人无二脉，病死不愈"，这强调了脉象要有"根"的重要性。有根的脉，虽病重，也预示着预后良好，因为肾为"先天之本"，"有根"就说明肾的精气阴阳未衰或尚存，所以预后较好。

诊脉方法及诊断意义

原文 脉有七诊，曰浮中沉，上下左右，消息求寻。

又有九候，举按轻重。三部浮沉，各候五动。寸候胸上，关候膈下。

尺候于脐，下至跟踝。左脉候左，右脉候右。病随所在，不病者否。

译文 切脉有"七诊"的说法，"七诊"中的"浮、中、沉"指的是三种不同的切脉力度，"上下"指的是手的寸部与尺部，而"左右"指的则是左右手。运用"七诊"法诊脉测病，既要上下比较，也要左右参照，做到全面仔细地体察脉象变化，以寻求病因，明辨病证。

诊法中还有所谓"九候"法，即在寸、关、尺三部，每诊一部时，都必须经过轻按浮取、稍重中取、重按沉取三种手法。每用一种手法时，都必须候到脉搏五十次以上的搏动。

凡属胸膈以上至头顶的病变，都可以在寸部诊候；凡属胸膈以下至脐以上的病变，都可以在关部诊候；凡属脐以下至足跟的病变，都可以在尺部诊候。

左半身的病变可以从左手寸关尺三部脉诊察，右半身的病变可以从右手三部脉诊察。这是因为某一部分有了病变，脉象便相应地在寸口脉的某一部位反映出来，亦即"病随所在"的缘故；某一部分没有病变，相应的寸口脉某部脉象也就正常，并不发生什么异常变化，亦即"不病者否"。

知识拓展 ○

文中讲了诊脉方法及脉诊的诊断意义。

学习脉诊的困难之处就在于"心中易了，指下难明"，想要正确体察脉象，一定要先熟记各脉的特征及其主病，然后可以从脉位深浅、脉力强弱、脉来速率快慢、脉动波幅大小、脉搏的流利度、脉搏节律齐否这些方面去体察脉象，这样做对学习脉诊有一定的帮助。

五脏平脉与四时平脉

五脏平脉

原文 浮为心肺，沉为肾肝。脾胃中州，浮沉之间。心脉之浮，浮大而散。肺脉之浮，浮涩而短。肝脉之沉，沉而弦长。肾脉之沉，沉实而濡。脾胃属土，脉宜和缓。命为相火，左寸同断。

译文 浮取可诊候心肺，沉取可诊候肝肾。浮沉之间，可以诊候脾胃。心脉的浮象，浮中兼见大和散。肺脉之浮象，浮中又兼短和涩。肝脉的沉象，沉中兼见弦而长。肾脉之沉象，沉中兼有实和濡。脾胃在五行中属土，脉象以和缓为宜。命门相火的盛衰，可从左寸判断。

知识拓展 ♥

　　文中叙述了五脏正常脉象的不同表现和浮、中、沉三候分属心肺、脾胃、肝肾的理论。

　　按照通行的"寸口脉的脏腑分属"来说，命门相火当从尺部测知，为什么这里说"左寸同断"呢？这是因为左寸属心，而心属火，为全身诸阳之本。一方面，心火下降以温充肾阳（命火），既使肾水不寒，亦使相火不衰不亢；另一方面，肾阴上济心阴制约心火，而使之守位不亢，遂成心肾阴阳水火相济之局。因此，命门相火之盛衰实与心之君火盛衰密切相关。故从左寸心火变化便可测知命门相火的变化。

五脏平脉、病脉、死脉比较表

脏腑	类型	脉名	脏腑	类型	脉名
	平	春胃微弦		平	秋胃微毛
肝	病	弦多胃少	肺	病	毛多胃少
	死	但弦无胃		死	但毛无胃
	平	夏胃微钩		平	冬胃微石
心	病	钩多胃少	肾	病	石多胃少
	死	但钩无胃		死	但石无胃
	平	长夏胃微软弱			
脾	病	弱多胃少			
	死	但代无胃			

四时平脉

原文 春弦夏洪，秋毛冬石。四季和缓，是谓平脉。太过实强，病生于外。不及虚微，病生于内。春得秋脉，死在金日。五脏准此，推之不失。

译文 春季应见弦脉，夏季应见洪脉。秋季的脉应该表现为轻虚浮软之象，也就是浮脉；冬季的脉应见沉而有力之象，也就是沉脉。四季脉象不同但都应兼得和缓之象，这就是随着季节变化而出现相应的正常脉象。

若在应弦、应洪、应毛、应石之时出现太过而强实的变化，则表示邪气由外侵犯所致之病。若出现不及或虚微之象，则是邪由内生侵犯内脏所致之病。

春季出现了秋季的毛脉，这是肺金邪气过盛克肝木的缘故，其死应在金日，因当时肺金更盛，肝木更伤。五脏的气血盛衰与节气的变化息息相关，以此法预测病情，一般不会出现失误。

知识拓展 ⊘

文中叙述了四季正常脉象。

四季正常的脉象是春弦、夏洪、秋毛、冬石，但是有时候也会出现脉象太过或者是不及的情况。

四时脉太过或不及的症状表现

脉	太过	不及
春脉	记忆力减退、精神恍惚、头痛眩晕等头部疾患	胸部作痛，向后而牵引肩背，向下而引起两胁胀满
夏脉	身体发热，皮肤疼痛，如果热邪停留不去，还会成为浸淫疮	心烦不安，虚气上逆见咳吐涎唾，气下陷见矢气过多
秋脉	胸中之气上逆，使人肩背疼痛，胸中郁闷不舒	呼吸气短，咳嗽喘息，虚气上逆见咯血，还会听到喉间喘息
冬脉	身体倦怠无力，脊背疼痛，少气懒言	心虚空悬、惊惧，两胁肋下空软的部位清冷，脊背疼痛，小腹胀满，小便异常

脉贵有神

原文 四时百病，胃气为本。脉贵有神，不可不审。

译文 诊察四时之脉，测知百病之变，总以脉有胃气为本。脉来有神，和缓有力，这是生命之根本，不能不详加审察。

知识拓展 ⊙

文中讲了脉有胃气、有神的重要性。

脉象有胃气，在切脉时表现为指下具有从容、徐和、软滑的感觉。即使是病脉，不论浮、沉、迟、数，但有徐和之象，便是有胃气。

脉象有神的主要表现是柔和有力，节律整齐。即使微弱之脉，微弱之中不至于完全无力的为有神；弦实之脉，弦实之中仍带有柔和之象、节律整齐的为有神。由于神以精气为物质基础，而精气产生于水谷之气，有胃即有神，所以脉贵有神与脉有胃气的表现基本一致，都是具有和缓有力之象。值得注意的是，神是人体生命活动的整体外在表现，脉之神气是其中各种反映的一个方面。因此，察探脉神推测病情，须与全身情况结合，患者形神充沛，虽见脉神不振，尚有挽回之望；若形神已失，虽脉无凶象，亦不能掉以轻心。

脉象有根主要表现为尺脉有力、沉取不绝两个方面。因为尺脉候肾，沉取候肾，尺脉沉取应指有力，就是有根的脉象。若在病中，虽然病情危重，但尺脉沉取尚可摸得，则为肾气未绝，尚有生机。相反，若尺脉沉取不应，则说明肾气已败，病情危笃。总之，脉贵有胃、有神、有根，是从不同侧面强调正常脉象的必备条件。三者相互补充而不能截然分开。不论是何种脉象，只要节律整齐，有力中不失柔和，和缓中不失有力，尺部沉取应指有力，就是有胃、有神、有根的表现，说明脾胃、心、肾等脏腑功能不衰，气血精神未绝，虽病而病尚轻浅，正气未伤，生机仍在，预后良好。

纲领脉及其他脉象

辨表里寒热的四纲脉

原文 调停自气，呼吸定息。四至五至，平和之则。三至为迟，迟则为冷。六至为数，数即热证。转迟转冷，转数转热。迟数既明，浮沉当别。

浮沉迟数，辨内外因。外因于天，内因于人。天有阴阳，风雨晦冥。
人喜怒忧，思悲恐惊。外因之浮，则为表证。沉里迟阴，数则阳盛。
内因之浮，虚风所为。沉气迟冷，数热何疑。浮数表热，沉数里热。
浮迟表虚，沉迟冷结。表里阴阳，风气冷热。辨内外因，脉证参别。
脉理浩繁，总括于四。既得提纲，引申触类。

译文 在诊脉的时候，首先医生要把自己的呼吸调整好，在呼吸稳定的时候进行诊脉。一呼一吸之间，脉来跳动四至五至，这是正常脉象的准则。

若一息三至，就是迟脉，迟脉主寒。若一息六至，就是数脉，数脉主热。脉跳越迟，寒势越深；脉跳越数，热势越重。分清了迟脉和数脉，还需再分辨浮脉和沉脉。

辨清浮、沉、迟、数四个纲领脉，就可分析疾病是内因，还是外因所致。外因与自然界变化有关，内因则与人体自身变化有关。

自然界有阴、阳、风、雨、晦、明的变化，人体有喜、怒、忧、思、悲、惊、恐七情的不同。

外因引起的病变出现了浮脉，多为表证。若见沉脉，多为表邪入里。若见迟脉，则为脉气不充、邪气留恋的阴证。若有数脉，多为风热伤经、邪气在表的阳证。内因所引起的病变若出现了浮脉，则为精气亏虚、虚风内动。若见沉脉，则为气病。若见迟脉，则为内寒；若见数脉，则为邪热内盛。浮而兼数，为表热证。沉而兼数，为里热证。浮而兼迟，为表虚证。沉而兼迟，为内有冷结。

总之，对脉象要仔细诊察，正确分析病证的表、里、阴、阳，以及邪气的风、气、冷、热之别，还有病因的内、外之分，可脉证合参，进行辨别。

尽管脉理浩繁，但总可用浮、沉、迟、数四种脉象来概括。掌握了这四个纲领脉，就可引申而触类旁通了。

知识拓展 ◆

　　文中主要讲了浮、沉、迟、数四种纲领脉，以此参详，即可执简驭繁，触类旁通，举一反三。

为什么要选择浮、沉、迟、数作为纲领脉呢？主要是因为这四种脉象包含了"表里阴阳，风气冷热"的要素，也就是浮脉为表，为风；沉脉为里，为气；迟脉为阴，为冷；数脉为阳，为热。另外，还有虚脉和实脉也应作为纲领脉掌握。

纲领脉的脉象特点

脉象	脉位特点	主病
浮脉	寸、关、尺三部浮取皆可找到	外感表证、阴伤引起虚阳外越
沉脉	寸、关、尺三部在浮中取少力，沉取有力	里证
迟脉	其特点主要体现在频率上，较正常脉象频率低，即每分钟脉搏次数少于正常脉搏次数	阴证、寒证
数脉	其特点主要体现在频率上，较正常脉象频率高，即每分钟脉搏次数多于正常脉搏次数	阳证、热证
虚脉	寸、关、尺，浮、中、沉均无力	虚证
实脉	寸、关、尺，浮、中、沉均有力	实证

辨四纲脉的相类脉及长短脉

原文 浮脉法天，轻手可得。汎汎①在上，如水漂木。有力洪大，来盛去悠。无力虚大，迟而且柔。虚甚则散，涣漫不收。有边无中，其名曰芤。浮小为濡，绵浮水面。濡甚则微，不任寻按。沉脉法地，近于筋骨。深深在下，沉极为伏。有力为牢，实大弦长。牢甚则实，愊愊而强。无力为弱，柔小如绵。弱甚则细，如蛛丝然。迟脉属阴，一息三至。小驶于迟，缓不及四。二损一败，病不可治。两息夺精，脉已无气。浮大虚散，或见芤革。浮小濡微，沉小细弱。迟细为涩，往来极难。

①汎：读作"fàn"，飘浮、水涨溢之意。

易散一止，止而复还。结则来缓，止而复来。代则来缓，止不能回。
数脉属阳，六至一息。七疾八极，九至为脱。浮大者洪，沉大牢实。
往来流利，是谓之滑。有力为紧，弹如转索。数见寸口，有止为促。
数见关中，动脉可候。厥厥动摇，状如小豆。长则气治，过于本位。
长而端直，弦脉应指。短则气病，不能满部。不见于关，惟尺寸候。

译文 浮脉如天阳之气在上，如同漂浮在水面上的木头，轻取即可得到。在浮脉中还可兼见其他脉象，若浮而有力，来盛去衰则为洪脉；浮迟无力，脉体虽大但脉势柔软则为虚脉；比虚脉散漫无根，重按则无为散脉；浮大中空，如按葱管则为芤脉；浮而细小，软绵无力则为濡脉；比濡脉更加细软无力，中取沉取难见则为微脉。

沉脉如大地在下，必须手指用力重按，一直按到筋骨上才可能摸着。沉脉还可兼见其他脉象。比沉脉更沉，甚则深伏不见的为伏脉；沉而有力，坚牢不移，长大而弦的为牢脉；比牢脉更为坚实有力的为实脉；沉而无力，细小软弱如绵者为弱脉；比弱脉更为细小无力，细如蛛丝者为细脉。

迟脉属阴脉，一息只有三至。迟脉类还兼有其他脉象。比迟脉略快，一息刚四至的为缓脉；一息只有二至甚或一至的，分别为损脉和败脉，主病重难医；更有脉跳两息才有一至的为夺精脉，预示正气将绝。脉象浮大的见于虚脉或散脉，有的为芤脉和革脉；脉象浮小的见于濡脉、微脉；脉象沉小的为细脉、弱脉。若脉来迟细艰涩，时或一止的为涩脉。若脉来迟缓，时有一止，止无定数的为结脉；若脉来迟缓，时有一止，止有定数，良久复跳的为代脉。

数脉为阳脉，一息有六至。数脉类还兼有其他脉象。一息七至的是疾脉，一息八至的是极脉；一息九至的是脱脉。浮大者为洪脉，沉大者见于牢脉、实脉。往来流利，应指圆滑者为滑脉；脉来绷急有力，如牵绳转索，左右弹动者为紧脉；数脉见于寸口，时有一止，止无定数的为促脉；数脉见于关部，脉形短小如豆，急促搏动的为动脉。

长脉脉体超过寸部、尺部，可视为常脉。端直而长，如按琴弦，则为弦脉。脉体短小，不能满于寸部、尺部，是为短脉，为病脉。

知识拓展 ▼

　　文中讲述了如何辨四纲脉的相类脉及长短脉。

　　损脉是病情危重的脉象表现。《黄帝内经》中说，损脉随着脉搏至数的减少，病变由上部的脏腑向下部的脏腑传变，从肺至肾，当出现骨骼痿软无力、卧床不起时，则病情深重，预后不良。

诸脉主病

原文 一脉一形，各有主病。数脉相兼，则见诸证。浮脉主表，里必不足。有力风热，无力血弱。浮迟风虚，浮数风热。浮紧风寒，浮缓风湿。浮虚伤暑，浮芤失血。浮洪虚火，浮微劳极。浮濡阴虚，浮散虚剧。浮弦痰饮，浮滑痰热。

译文 每一种脉均有不同的脉象和主病。几种脉象相兼出现，即可诊察各种病证。浮脉一般主表证，但也可见于里虚不足。浮而有力者为外感风热，浮而无力者为内伤血虚。浮迟为气虚外感风邪，浮数为外感风热。浮紧为外感风寒，浮缓为外感风湿。浮虚为伤暑，浮芤为失血。浮洪为火盛阴伤，浮微为虚损劳伤。浮濡为阴精虚损，浮散为气血虚极。浮弦为痰饮积聚，浮滑为痰热内扰。

原文 沉脉主里，主寒主积[1]。有力痰食，无力气郁。沉迟虚寒，沉数热伏。沉紧冷痛，沉缓水畜。沉牢痼冷，沉实热极。沉弱阴虚，沉细痹湿。沉弦饮痛，沉滑宿食。沉伏吐利，阴毒聚积。

译文 沉脉主里证，又主里寒、积聚。脉搏沉而有力为痰饮食积，沉而无力为气郁不畅。沉迟为虚寒内生，沉数为热伏于里。沉紧为寒凝冷痛，沉缓为痰饮内停。沉牢为沉寒痼冷，沉实为里热炽盛。沉弱为阴精虚损，沉细为湿邪痹阻。沉弦为饮停作痛，沉滑为宿食内停。沉伏为呕吐腹泻，或为阴寒毒邪聚积于内。

---

[1]积：即积聚，病证名，泛指腹腔内的有形积块，多由于寒凝气滞血瘀，聚积于内而成。

原文 迟脉主脏，阳气伏潜。有力为痛，无力虚寒。数脉主腑，主吐主狂。
有力为热，无力为疮。滑脉主痰，或伤于食。下为畜血，上为吐逆。
涩脉少血，或中寒湿。反胃结肠，自汗厥逆。

译文 迟脉属阴多主五脏的虚寒病变，阳气伏潜，气血运行迟缓。迟而有
力为寒凝冷痛，迟而无力为虚寒内生。数脉属阳多主六腑病变，又主胃
热呕吐、心热躁狂。数而有力为实热，数而无力为疮疡。

滑脉主痰饮、食积。在下可为蓄血，在上可见呕吐。涩脉主阴血虚少，
或寒湿入血，症状可见呕吐、便秘，又可见自汗厥逆。

原文 弦脉主饮，病属胆肝。弦数多热，弦迟多寒。浮弦支饮①，沉弦悬痛②。
阳弦头痛，阴弦腹痛。紧脉主寒，又主诸痛。浮紧表寒，沉紧里痛。
长脉气平，短脉气病。细则气少，大则病进。浮长风痫③，沉短宿食。
血虚脉虚，气实脉实。洪脉为热，其阴则虚。细脉为湿，其血则虚。

译文 弦脉主痰饮，病位在肝胆。弦数多属实热，弦迟多为里寒。浮弦可
见于支饮，沉弦可见于悬痛。寸部为阳，寸部弦脉可见头痛，尺部为阴，
尺部弦脉可见腹痛。紧脉主寒证、痛证。浮紧为表寒，沉紧为里寒。

长脉为平人之脉，短脉属病气之脉。脉细为气虚血少，脉大可为正
虚邪进。浮长属风痫为病，沉短为宿食内停。气血虚亏可见脉虚，气血
壅盛可见脉实。洪脉主热证，热盛则阴伤。细脉主湿证，又主血虚证。

原文 缓大者风，缓细者湿。缓涩血少，缓滑内热。濡小阴虚，弱小阳竭。
阳竭恶寒，阴虚发热。阳微恶寒，阴微发热。男微虚损，女微泻血。
阳动汗出，阴动发热。为痛与惊，崩中失血。虚寒相搏，其名为革。
男子失精，女子失血。阳盛则促，肺痈阳毒。阴盛则结，疝瘕积郁。
代则气衰，或泄脓血。伤寒心悸，女胎三月。

---

① 支饮：病证名，指饮在胸膈，上迫于肺，导致胸闷气喘不得平卧。

② 悬痛：病证名，指饮在胸胁，导致胸胁胀满、咳唾引痛。

③ 风痫：痫病的一种，多因风痰上扰所致，症见突然昏倒，痉挛抽搐等。

译文 脉象缓大者主风病，缓细者主湿病。缓涩者为血液虚亏，缓滑者为火热内生。脉象濡小者为阴精不足，弱小者为阳气虚损。阳虚易恶寒，阴虚则内热。寸部微脉多主阳虚，故见恶寒，尺部微脉多主阴虚，故见内热。男子见微脉多主阳气虚损，女子见微脉多主失血伤阴。寸部动脉多主汗出过多，尺部动脉可见发热、疼痛、惊悸、崩漏。革脉可因阳虚感寒，邪正相争所致，男子可见遗精，女子可见失血。

促脉主阳盛，可见肺痈、阳毒。结脉主阴盛，可主疝气、症瘕、积聚、气血痰食内郁。代脉主阳气衰微，见下利脓血、阴寒内盛、心悸不安。女子妊娠，有时也可触及代脉，不作病脉论。

知识拓展 ❤

文中首提"数脉相兼"，其次主要讲述各种脉象的主病。

相兼脉是指两种脉象同时出现在一个人的身上，出现相兼脉反映了病情的过程是复杂多变的，不能片面地去认识疾病与脉象的关系。但是应注意相反脉不会出现相兼的情况。

临床常见相兼脉及其主病

常见相兼脉	主病
浮紧脉	外感寒邪之表寒证，或风寒痹证疼痛
浮缓脉	风邪伤卫，营卫不和的太阳中风证
浮数脉	风热袭表的表热证
浮滑脉	表证夹痰，常见于素体多痰湿而又感受外邪者
沉迟脉	里寒证
沉弦脉	肝郁气滞，或水饮内停
沉涩脉	血瘀，尤常见于阳虚而寒凝血瘀者
沉缓脉	脾虚，水湿停留
沉细数脉	阴虚内热或血虚
弦数脉	肝郁化火或肝胆湿热、肝阳上亢
弦紧脉	寒证、痛证，常见于寒滞肝脉，或肝郁气滞等所致疼痛等
弦细脉	肝肾阴虚或血虚肝郁，或肝郁脾虚等证
弦滑数脉	肝火夹痰、肝胆湿热或肝阳上扰、痰火内蕴等病证
滑数脉	痰热、湿热或食积内热
洪数脉	阳明经证、气分热盛，亦可见于外感热病

杂病脉象

脉证的阴阳顺逆

原文 脉之主病，有宜不宜。阴阳顺逆，凶吉可推。

译文 脉象主病，应与证互相参照。脉证相合为宜，脉证不符为不宜。阴证阳证，吉凶顺逆，由脉证变化可进行推测。

外感风寒暑湿的脉象

原文 中风浮缓，急实则忌。浮滑中痰，沉迟中气。尸厥沉滑，卒不知人。
入脏身冷，入腑身温。风伤于卫，浮缓有汗。寒伤于营，浮紧无汗。
暑伤于气，脉虚身热。湿伤于血，脉缓细涩。伤寒热病，脉喜浮洪。
沉微涩小，证反必凶。汗后脉静，身凉则安。汗后脉躁，热甚必难。

译文 中风患者，脉应浮缓，如果见坚实急数之脉，在治疗时应更加谨慎，避免使用过于峻猛的药物。脉象浮滑，则为中痰。脉象沉迟，则为中气。尸厥病变，脉象沉滑，可见突然昏倒，不省人事。邪中五脏，身凉肢冷。邪中六腑，则身体尚温。

风邪伤及卫分，则脉象浮缓，身有汗出。寒邪伤及营分，则脉象浮紧，腠理致密无汗。暑邪伤人，直入气分，虽然身体有热，但是脉见虚象。湿邪伤及血分，脉缓而细涩。伤于寒邪，入里化热，脉当浮洪。若见沉微涩小之象，疾病反见凶象。汗出之后，脉来平静，热退身凉，则病趋痊愈。若汗出之后，脉来躁急，则热势加重，治疗较难。

脉象变化与病情预后

原文 阳病见阴，病必危殆，阴病见阳，虽困无害。上不至关，阴气已绝，
下不至关，阳气已竭。代脉止歇，脏绝倾危，散脉无根，形损难医。

译文 阳病见阴脉，病变必定转危。阴病见阳脉，虽一时病重，但尚无大碍。脉跳仅见于尺而上不及关部者，说明阴气衰绝于下。脉跳仅见于寸而下不及关部者，说明阳气竭绝于上。代脉有歇止，说明脏气衰绝，生命将危。散脉散漫，无根可寻，说明形体衰损，难以医治。

饮食劳倦内伤诸疾的脉象及预后

原文 饮食内伤，气口急滑。劳倦内伤，脾脉大弱。欲知是气，下手脉沉。沉极则伏，涩弱久深。大郁①多沉，滑痰紧食。气涩血芤，数火细湿。滑主多痰，弦主留饮。热则滑数，寒则弦紧。浮滑兼风，沉滑兼气。食伤短疾，湿留濡细。

译文 饮食失宜所致的内伤疾患，气口多见急滑之象。劳倦太过所致的内伤疾患，脾脉大而无力。若是伤于气，则脉见沉象。沉脉进一步发展，则见伏象，若兼涩弱，则表明病久而深。六郁于内不能外达，脉也可出现沉象。滑脉主痰，紧脉为伤食。涩脉主气滞，芤脉为失血。数脉为有火，细脉为体内有湿。滑脉为痰饮内盛，弦脉是饮邪久留不散。兼热则脉滑而数，兼寒则脉弦而紧。脉象浮滑为兼有风邪，脉象沉滑为兼有气滞。伤于饮食，则脉来短而疾；湿浊内阻，则脉来软而细。

原文 疟脉自弦，弦数者热。弦迟者寒，代散者折。泄泻下痢，沉小滑弱。实大浮洪，发热则恶。呕吐反胃，浮滑者昌。弦数紧涩，结肠者亡。霍乱之候，脉代勿讶。厥逆迟微，是则可怕。

译文 疟病应见弦脉。弦而数为有热，弦而迟为有寒，若见代脉、散脉，则表明正气大亏，病见危象。

腹泻、痢疾的患者，脉象应见沉小滑弱。若见实大浮洪之象，并有身

---

① 大郁：应作"六郁"。下文主要讲痰、食、火、湿、气、血等，为"六郁"内容。有的版本为"火郁"，因"大"与"火"形似，但根据下文内容推断，应为"六郁"，而非"火郁"。

热之症，则为病重。呕吐、反胃的患者，得浮滑之脉，表明病情尚轻。如果脉来弦数紧涩，见肠结便秘，则为正气大亏，预后多不良。霍乱患者，若见代脉不必惊讶。若见四肢厥冷，脉象迟微，这是阳气衰竭、寒邪太盛，则是最为可怕的。

知识拓展 ◎

　　文中主要讲述了饮食劳倦内伤诸疾的脉象及预后。其中，疟疾是一种以间歇性寒战、高热、汗出为特征的一种病。下表就列举了一些常见的疟疾证型，供学习参考。

　　饮食劳倦内伤与两方面有关：一是饮食失宜，主要包括饮食不节、饮食不洁、饮食偏嗜；二是劳逸失度，主要包括过劳和过逸。生活中一定要注意饮食适宜、劳逸适度，这样才有助于保持身体健康。

常见疟疾的种类与治疗

病名	症状表现	病理	治疗原则
正疟	寒战壮热，休作有时	体内阳盛而受疟邪	祛邪截疟、和解表里
寒疟	先恶寒后发热	夏天感受了寒邪，秋天又感受了风邪	辛温祛邪、和解表里
温疟	先发热后恶寒	先感受了风邪，后又感受寒邪	清热解表、和解祛邪
瘅疟	只发热而不恶寒	阴气败竭而阳气独胜	清热生津
劳疟	微寒微热，气虚多汗，饮食少进，或停止发作后遇劳即发	因疟疾日久而使身体虚弱，或因多病劳损，气血两虚所致	益气养血、扶正祛邪

咳喘的脉象与预后

原文 咳嗽多浮,聚肺关胃。沉紧小危,浮濡易治。喘急息肩,浮滑者顺。
沉涩肢寒,散脉逆证。病热有火,洪数可医。沉微无火,无根者危。
骨蒸发热,脉数而虚。热而涩小,必殒其躯。

译文 咳嗽病变,病位在肺,脉多见浮象,这是病邪聚于胃上犯于肺所致。
若见沉紧小的脉象,为病危之兆,若见浮软之象,则病轻易治。

喘息急促、张口抬肩,脉见浮滑之象的,为病顺症轻之兆。若脉见
沉涩之象而四肢寒冷的,或兼见散脉的,为病逆难治之象。

火热咳嗽,脉见洪数,为易治之象。若脉见沉微,则为虚火咳嗽,
若脉来散漫,无根可寻,则为病危之象。

骨蒸发热之病,脉数而无力。若发热而见涩小之脉,则为生命危险
之兆。

知识拓展 ❤

文中主要讲了咳嗽发病的原因,咳喘脉及预后,在此首提无根脉。

为什么强调咳嗽与胃相关呢?这是因为寒邪的来源有两种:一是
皮毛感寒内舍于肺;二是寒由饮食入胃,手太阴肺经起于中焦,胃中
之寒就"从肺脉上至于肺"。这样内外两条途径寒邪成"内外合邪"
之势,两感于寒,重伤其肺而肺寒,肺失宣降则咳作。

劳极诸虚、失血、瘀血的脉象及预后

原文 劳极诸虚,浮软微弱。土败双弦,火炎急数。诸病失血,脉必见芤。
缓小可喜,数大可忧。瘀血内畜,却宜牢大。沉小涩微,反成其害。

译文 五劳六极诸种虚损,脉象应见浮软微弱。若双手关脉均见弦象,则
为脾气衰败的表现。若见急数之脉,则为火热内炎的表现。

诸种失血病证，必会出现芤脉。若脉来缓小，是一种较好的现象。若脉来数大，说明病情发展加重，令人忧虑。

瘀血停于体内，脉象宜见牢大。若是沉小涩微，则是病情较重的表现。

文中主要讲了诸虚百损、出血、瘀血的脉象特征及预后。

《素问》中记载：久视伤血，久卧伤气，久坐伤肉，久立伤骨，久行伤筋。这就是五劳，五劳还指志劳、思劳、心劳、忧劳、疲劳。又指心劳、肝劳、脾劳、肺劳、肾劳等五脏虚劳病证。总之过劳可导致虚劳之病。

六极，指六种劳损的病证，包括气极、血极、筋极、骨极、肌极、精极。

遗精、白浊、三消的脉象及预后

原文 遗精白浊，微涩而弱。火盛阴虚，芤濡洪数。

三消之脉，浮大者生。细小微涩，形脱可惊。

译文 遗精白浊之病，多是虚证，脉应微涩而弱。若是火盛伤阴，阴液亏虚，则脉应芤软洪数。

三消病变，多为燥热太盛所致，脉象浮大，为脉证相应，尚可救治。若脉见细小微涩，形体消瘦，则为病重之象。

知识拓展 ○

文中主要讲遗精、白浊、三消的脉象及预后。

三消是上消、中消、下消的合称，中医称为"消渴病"，现代医学称为"糖尿病"。

二便不畅的脉象

原文 小便淋闭①，鼻头色黄。涩小无血，数大何妨。大便燥结，须分气血。阳数而实，阴迟而涩。

译文 患淋证和闭证的患者，如果鼻头颜色发黄，是脾胃湿热内盛的表现。如果脉来涩小，这是精血大伤不能化津化气的重证。如果脉来数大，为脉证相应，妨碍不大。

大便干燥秘结，要辨别燥热邪气究竟结在气分还是血分，在气分属阳，脉数而实；在血分属阴，脉迟而涩。

癫狂病的脉象及预后

原文 癫乃重阴，狂乃重阳。浮洪吉兆，沉急凶殃。痫脉宜虚，实急者恶。浮阳沉阴，滑痰数热。

译文 癫病为阴邪太盛所致，狂病为阳邪盛极引起。脉象浮洪为脉证相应，是病顺的表现。脉象沉急为脉证不合，是病逆的表现。

痫病患者脉象宜虚，若见实脉则为凶象。脉浮为阳证，脉沉为阴证，脉滑为痰证，脉数为热证。

知识拓展 ▽

　　文中主要讲了癫与狂的阴阳属性不同，测其预后吉凶的脉象，以及痫病脉象的宜忌。

　　癫、狂、痫是三种精神疾病，在证候性质方面，狂属阳热，实证多兼痰瘀；癫属阴证，或虚或实或虚实夹杂之证均可见之，多为痰湿蒙蔽心神，肝气郁滞之证；痫，新病多实，久病渐虚，无论虚实，痰湿气郁互结，随风上扰，均可见之。在病因方面，癫、狂、痫都有痰浊作祟，其中狂多与火结，癫多与寒结，痫则多痰湿互结。所以祛痰是三病共同的治法。

①闭：通"秘"，闭塞不通的意思。指小便秘涩难通。

喉痹的脉象及预后

原文 喉痹之脉，数热迟寒。缠喉走马，微伏则难。

译文 喉痹的脉象，数为有热，迟为有寒。缠喉走马为喉痹重证，若脉来微伏，则为难治之病。

知识拓展 ⊙

　　文中主要从脉之迟数入手，辨喉痹之寒热，若病情迅速发展，又见微脉或伏脉，则预后不良，难以治愈。

　　文中提到了"缠喉走马"，这是一种喉痹，主要症状为喉连项肿大，项部及喉内部可看到红肿发炎，喉部发紧、发麻、发痒，痰鸣气壅，手指发青，手心壮热，发热恶寒，甚至手足厥冷。多由情志先伤，再感风热邪毒而成。

眩晕头痛的脉象

原文 诸风眩运，有火有痰。左涩死血，右大虚看。头痛多弦，浮风紧寒。
　　　　热洪湿细，缓滑厥痰。气虚弦软，血虚微涩。肾厥弦坚，真痛短涩。

译文 诸种内风眩晕，病因有火有痰。左脉见涩，多为瘀血，右脉见大，多为虚损。

　　头痛之脉，多见弦象。浮脉为风，紧脉为寒。有热则脉洪，湿阻则脉细，暑伤则脉缓，痰停则脉滑。气虚则脉弦而软，血亏则脉微而涩。肾气厥逆，脉来弦坚；真头痛[1]发作，则脉来短涩。

心腹痛、腰痛、脚气等脉象及预后

原文 心腹之痛，其类有九。细迟从吉，浮大延久。疝气弦急，积聚在里。
　　　　牢急者生，弱急者死。腰痛之脉，多沉而弦。兼浮者风，兼紧者寒。

---

①真头痛：证名，症见剧烈头痛，连脑户尽痛，手足逆冷至肘膝关节。

弦滑痰饮，濡细肾著①。大乃肾虚，沉实闪肭②。脚气有四，迟寒数热。
浮滑者风，濡细者湿。

译文 心腹疼痛，共有九种。如果脉来细迟，说明病邪并不严重，应该会短时间内痊愈。如果脉来浮大，说明正气虚衰且病邪严重，将迁延难愈。

疝气的脉象，弦急有力，为积聚在内所致。如果脉见牢象，尚有生机。脉见弱急者，则为难医。

腰痛的脉象，多见沉弦。若兼浮者，为有风邪。兼紧者，为有寒邪。脉弦滑者，为有痰饮。脉象软细者，是为肾著。脉大为肾虚，沉实为闪挫外伤性腰痛。

脚气病变，分为四种。迟脉为寒，数脉为热。浮而滑者为有风邪，软而细者为有湿阻。

知识拓展 ⊘

文中主要讲了心痛的脉象及预后，腰痛和脚气的病因。

文中九种心腹疼痛的说法是后人根据《金匮要略》而概括提出的，不过由于医家分类不同，具体所指也不同。

痿、痹的成因及脉象

原文 痿病肺虚，脉多微缓。或涩或紧，或细或濡。风寒湿气，合而为痹。
浮涩而紧，三脉乃备。

译文 痿证的形成，主要由肺虚所致，脉象多见微缓。或兼见有涩、紧、细、软。

风、寒、湿三邪侵犯人体，留而不去，就会引起痹证。痹证的脉象，为浮、涩、紧三脉并见。

---

①肾著：证名，又名"肾着"，多由肾虚寒湿内著所致，症见腰部冷痛，重着，转侧不利，虽静卧亦不减，逢阴雨天则症状加重，治用"肾着汤"。

②肭：读作"nà"，紧缩不舒的意思。闪肭，意为由于动作伸缩俯仰不当而伤及腰部。

知识拓展 ♥

　　文中主要讲痿证与肺虚有关，痹证由感受风寒湿邪气而生，兼及各自脉象。

　　痿证与肺虚的关系密切。"肺朝百脉"，主宣发肃降、布散气血津液于全身，若肺有热，邪热耗气伤津，而致肺虚，则津液无从布达，气血不得畅输，于是五脏、五体失于温润滋养，则"痿"病由生。

五疸的脉象及预后

原文 五疸实热，脉必洪数。涩微属虚，切忌发渴。脉得诸沉，责其有水。浮气与风，沉石或里。沉数为阳，沉迟为阴。浮大出厄，虚小可惊。

译文 疸病有五，多为实热所致，所以脉象必见洪数。若脉象兼涩微，则为虚热，若又见口渴，则为热盛液亏之象，说明病变恶化，最忌出现这种情况。水湿致疸，脉见沉象。得浮则为风邪或气郁致疸，得沉则为水湿在里，沉而数者为阳黄，沉而迟者为阴黄。脉象浮大，是实证见实脉，为向愈征兆。脉象虚小，是实证见虚脉，为病重表现。

胀满的脉象及预后

原文 胀满脉弦，土制于木。湿热数洪，阴寒迟弱。浮为虚满，紧则中实。浮大可治，虚小危极。五脏为积，六腑为聚。实强者生，沉细者死。中恶①腹胀，紧细者生。脉若浮大，邪气已深。

译文 胀满的病变，脉见弦象，为肝强脾弱所致。若由湿热所致，则脉象洪数。若由阴寒引起，则脉象迟弱。脉浮为虚胀，脉紧为实胀。胀满，脉见浮大者，表示正气还在，为可治之脉；脉见虚小者，表示正气衰败，则为病危之脉。

---

①中恶：病名，原指中邪恶鬼祟致病，此指由秽浊恶毒不正之气所中为病。

积病在五脏，聚病属六腑。脉见实强者，说明正气还未完全衰败，病情较轻；脉见沉细者，说明正气虚损已极，病变极重。

中恶出现腹胀，脉象紧而细者，病轻尚有生机；脉象若见浮大，则说明邪气入里已深，病情较为严重。

痈疽的脉象及预后

原文 痈疽浮散，恶寒发热。若有痛处，痈疽所发。脉数发热，而痛者阳。不数不热，不疼阴疮。未溃痈疽，不怕洪大。已溃痈疽，洪大可怕。肺痈已成，寸数而实。肺痿之形，数而无力。肺痈色白，脉宜短涩。不宜浮大，唾糊呕血。肠痈实热，滑数可知。数而不热，关脉芤虚。微涩而紧，未脓当下。紧数脓成，切不可下。

译文 患痈疽脉来浮散，症见恶寒、发热。如果身上有刺痛的地方，此处可能就是痈疽发生的部位。

痈疽发生后，如果出现数脉，身体发热、肿痛，这是属于热邪盛的阳证。如果不出现数脉，身体既不发热又不疼痛，为属于寒邪盛的阴证。

还没溃烂的痈疽，不怕脉来洪大。已经溃烂的痈疽，怕脉来洪大。

肺痈病变发生后，寸脉数而实。肺痿的脉象，数而无力。肺痈患者，面色发白，脉象宜见短涩，不宜出现浮大。若见浮大之脉，还会出现咳唾浊痰、脓血。

肠痈为实热病变，脉象应见滑数。若数而无力，则非实热，关脉芤而虚。若脉象微涩而紧，则是尚未成脓，应当用下法治疗。脉见紧数，则是已经成脓，切不可用下法治疗。

妇儿脉法

妇人妊产的脉象及预后

原文 妇人之脉，以血为本。血旺易胎，气旺难孕。少阴动甚，谓之有子。
尺脉滑利，妊娠可喜。滑疾不散，胎必三月。但疾不散，五月可别。
左疾为男，右疾为女。女腹如箕，男腹如釜。欲产之脉，其至离经。
水下乃产，未下勿惊。新产之脉，缓滑为吉。实大弦牢，有证则逆。

译文 诊察女性的脉象，要从营血的虚、实、寒、热几方面来分辨，因为女性的生理活动以营血为本。营血旺盛便容易受精成胎，阳气过旺而营血不足便难以受孕。

女性怀孕以后，首先从手少阴心经的脉搏反映出来，若少阴之脉搏动数急，往来流利，为有孕之脉。尺部脉滑利，那就是妊娠之象。

若尺脉更显滑而疾数，稍加重按便略带软散，则受孕已达三月；若只有疾脉而不散，则说明怀胎已五月有余。

左尺脉多滑疾，腹部膨隆如釜（锅）底，圆而尖凸，预示胎儿可能为男。右尺脉多滑疾，腹部胀大呈簸箕形，圆而稍平，预示胎儿可能为女。

临产之脉，其至数与常人之脉有别，也叫作"离经脉"。凡孕妇临产，羊水得下即可生产，羊水未下也不必惊慌。生产之后，胎去血虚，但脉来犹见缓滑者为吉，如果见实大弦牢，并伴有不适感，则为逆证。

知识拓展 ♥

文中主要叙述女性的生理特点，测知胎儿性别的脉象，以及临产或产后的脉象顺逆。

脉诊对于确定女性是否怀孕，或怀男怀女，有一定参考价值，但绝非脉诊所能独断，一定要注意"四诊合参"。

诊小儿脉

原文 小儿之脉，七至为平。更察色证，与虎口文。

译文 小儿的脉象，一息七至为正常。临证之际，更应注意观察面部色泽、指纹的变化。

知识拓展 ♥

文中讲小儿正常脉象偏数，"七至为平"，并强调对小儿要重视望色和指纹。

望小儿指纹是观察小儿食指掌侧前缘浅表脉络（小血管）的形色、位置变化来诊察病情的方法。主要适用3岁半以下的小儿。

奇经八脉与平人无脉

奇经八脉病变的脉诊

原文 奇经八脉，其诊又别。直上直下，浮则为督。牢则为冲，紧则任脉。寸左右弹，阳跷可决。尺左右弹，阴跷可别。关左右弹，带脉当决。尺外斜上，至寸阴维。尺内斜上，至寸阳维。督脉为病，脊强癫痫。任脉为病，七疝瘕坚。冲脉为病，逆气里急。带主带下，脐痛精失。阳维寒热，目眩僵仆。阴维心痛，胸胁刺筑。阳跷为病，阳缓阴急。阴跷为病，阴缓阳急。癫痫瘈疭，寒热恍惚。八脉脉证，各有所属。

译文 奇经八脉的诊法又有不同。脉来都浮，而且直上直下，颇弦长，为督脉病变；脉来都现牢象，也是直上直下，颇弦实，为冲脉病变。寸部脉紧，或者从寸至关见细实而长的脉象，为任脉病变。寸部脉紧，好像是在左右弹动似的，为阳跷脉病变。尺部脉紧，同样左右弹动，为阴跷脉病变。关部脉紧，也是左右弹动不休的，为带脉病变。尺部脉向外侧斜上至寸，其搏动往往沉大而实，为阴维脉病变。尺部脉向内侧斜上至寸部，其搏动往往是浮大而实的，为阳维脉病变。

督脉的病变，多见于颈项脊背强直，或见于癫证和痫证。任脉的病变，多见于七种疝证或体内积块。冲脉的病变，多见于气逆上冲、心腹急痛。带脉的病变，主女子带下，男子遗精。阳维脉的病变，多见于恶寒发热、眩晕昏厥。阴维脉的病变，多见于心胸两胁刺痛。阴跷脉和阳跷脉的病变，既可见于经脉拘挛，又可见于经脉弛缓。至于癫痫、肢体抽搐、恶寒发热、精神恍惚，均分属奇经八脉病变，必须仔细地进行分辨。

知识拓展 ♥

文中讲奇经八脉的脉象和主病。

奇经八脉，指经脉系统中有异于十二正经的八条经脉，有督脉、任脉、冲脉、带脉、阴跷脉、阳跷脉、阴维脉、阳维脉。

七疝，指七种疝病，疝病历代说法不一。由于疝发病多与肝经有关，故有诸疝皆属于肝之说，其临床表现一般以体腔内容物向外突出引发疼痛等病症居多。

奇经八脉的脉象和主病，其理论比较独特，有些在现代临床中也较少应用。具体临证时不可拘泥于个别字句，而应四诊合参，正确辨治。

平人无脉

原文 平人无脉，移于外络。兄位弟乘，阳溪列缺。

译文 正常人在寸口部触及不到脉搏，可能脉位移于外侧，如出现在阳溪、列缺等部，称为"反关脉"或"斜飞脉"。

知识拓展 ♥

文中主要讲了寸口脉的生理异位。

若是在诊脉过程中出现摸不到脉的情况，这可能是出现了斜飞脉或反关脉，这两种情况属于生理变异，不作病论。有的人脉从尺部斜向虎口腕侧，这就是斜飞脉；有的人脉不见于寸口，而见于寸口背侧，这就是反关脉。

脉象的生理变异归纳表

生理变异因素		举例
个体因素	性别	女性的脉势较男性的脉势弱，且至数稍快，脉形较细小
	年龄	3岁以内的小儿，一息七八至为平脉
		5~6岁的小儿，一息六至为平脉
		青年人的脉象较大且有力，老年人脉象多弦
	体质	身躯高大的人脉长，矮小的人脉短
		瘦人脉多浮，胖人脉多沉
		运动员脉多缓而有力
		六阴脉为六脉同等沉细而无病者，六阳脉为六脉同等洪大而无病者
	脉位变异	斜飞脉即脉不见于寸口，而从尺部斜向手背
		反关脉即脉出现在寸口的背侧
		出现在腕侧其他位置的，都是生理特异的脉位
外部因素	情志	喜致脉缓，怒致脉弦，惊致脉动等
	劳逸	剧烈活动之后，脉多洪数；入睡之后，脉多迟缓
		与从事脑力劳动之人比较，长期从事体力劳动之人脉大而有力
	饮食	酒后、饭后脉稍数而有力，饥饿时脉多缓弱
	季节	春脉弦，夏脉洪，秋脉浮，冬脉沉
	昼夜	昼日脉象偏浮而有力，夜间脉象偏沉而细缓
	地理环境	东南方的人脉多细软偏数，西北方的人脉多沉实